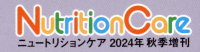

ひと目でなっとく!

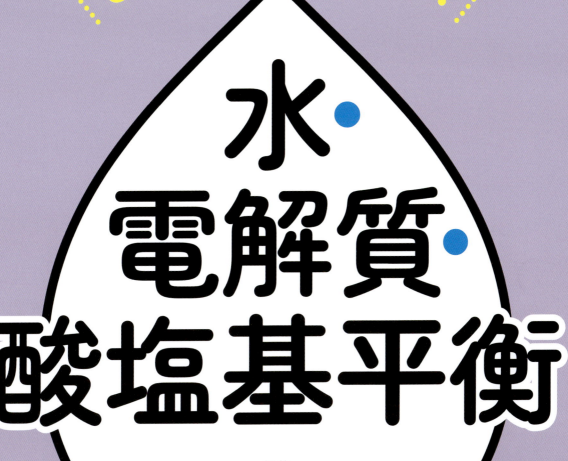

水・電解質・酸塩基平衡

編著
菅野 義彦
東京医科大学腎臓内科学分野主任教授／
東京医科大学病院副院長

イラスト解説と
症例で "ニガテ" 解消

MC メディカ出版

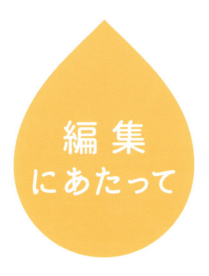

編集にあたって

　生物には、生理状態を一定に保つように調節する「恒常性」というしくみがあります。人体も同様で、平時は恒常性が保たれていますが、ひとたび恒常性がくずれ、水・電解質異常、酸塩基平衡異常とよばれる状態に陥ると、時には生命をおびやかすこともあります。

　さまざまな疾患に水・電解質、酸塩基平衡は関係しています。患者とかかわる管理栄養士は、水・電解質、酸塩基平衡の基本を理解したうえで、それらの異常と治療・栄養ケア、さらには輸液や電解質に影響を与える薬剤に関する知識も求められます。

　本書では、水・電解質、酸塩基平衡の基本、電解質異常について、イラスト図解を交えて解説します。また、現場でよくみるさまざまな電解質異常症例も取り上げます。「むずかしい」「ニガテ」と思われがちな水・電解質、酸塩基平衡が、本書をとおして身近な知識になると幸いです。

2024 年 7 月

東京医科大学腎臓内科学分野主任教授／東京医科大学病院副院長

菅野 義彦

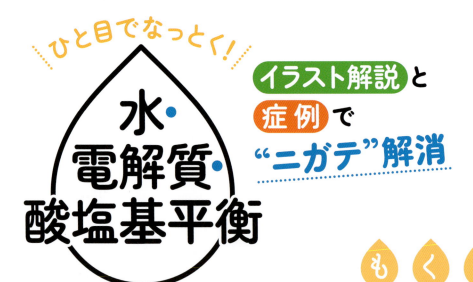

編集にあたって		3
編集・執筆者一覧		6

第1章 水・電解質・酸塩基平衡の"ニガテ"解消！

1	体液の組成と調整	（吉田洋輔、知名理絵子）	10
2	浸透圧とサードスペース	（家村文香、森山能仁）	14
3	代謝水と不感蒸泄	（木村祐太、長井美穂）	20
4	脱水と溢水	（松田麻梨恵、長井美穂）	24
5	電解質異常と身体症状	（杉渉、知名理絵子）	29
6	カリウムイオン、ナトリウムイオン、クロールイオン	（加藤美帆、森山能仁）	35
7	マグネシウムイオン、リン酸イオン、カルシウムイオン	（加藤美帆、森山能仁）	40
8	水・電解質輸液の目的と組成	（竹内裕紀、竹口文博）	46
9	栄養輸液の目的と組成	（三澤翔、竹口文博）	54
10	そのほかの輸液の目的と組成	（添田博、竹口文博）	60
11	リフィーディング症候群	（木村祐太、長井美穂）	65

ニュートリションケア 2024年秋季増刊

NutritionCare®
NutritionCare は（株）メディカ出版の登録商標です。

12 pH と緩衝 ‥‥‥‥‥‥‥‥‥‥‥‥（土屋毅亮、宮岡良卓）‥‥‥ 71

13 代謝性アシドーシス・代謝性アルカローシス
‥‥‥‥‥‥‥‥‥‥‥‥‥‥（辻本隆史、知名理絵子、岡田知也）‥‥‥ 76

14 呼吸性アシドーシス・呼吸性アルカローシス
‥‥‥‥‥‥‥‥‥‥‥‥‥‥（辻本隆史、知名理絵子、岡田知也）‥‥‥ 82

15 アニオンギャップ ‥‥‥‥‥‥‥‥‥‥（林野翔、宮岡良卓）‥‥‥ 87

16 血液ガス分析 ‥‥‥‥‥‥‥‥‥‥‥‥（林野翔、宮岡良卓）‥‥‥ 92

第 2 章　電解質異常の "ニガテ" 解消！

1 高カリウム血症・低カリウム血症
‥‥‥‥‥‥‥‥‥‥‥‥（和田貴彦、和田朱香、森山能仁）‥‥‥ 100

2 高ナトリウム血症・低ナトリウム血症
‥‥‥‥‥‥‥‥‥‥‥‥‥‥‥‥（本城保菜美、長井美穂）‥‥‥ 105

3 高リン血症・低リン血症 ‥‥‥‥‥‥‥（荒井誠大、宮岡良卓）‥‥‥ 110

第 3 章　症例でなっとく！ 電解質異常

1 高齢者の電解質異常 ‥‥‥‥‥‥‥‥（谷田部香奈子、森山能仁）‥‥‥ 116

2 下痢・嘔吐時の電解質異常 ‥‥‥‥‥‥（神田睦生、鈴木梨江）‥‥‥ 122

3 周術期の電解質異常 ‥‥‥‥‥‥‥‥‥（山下遥子、知名理絵子）‥‥‥ 128

4 血液透析患者の電解質異常
‥‥‥‥‥‥‥‥‥‥‥‥（自見加奈子、渡邊カンナ、菅野義彦）‥‥‥ 135

5 薬剤性の電解質異常 ‥‥‥‥‥‥‥‥‥（圓谷泰章、宮岡良卓）‥‥‥ 141

6 がん化学療法時の電解質異常 ‥‥‥‥‥（蛯名俊介、長井美穂）‥‥‥ 148

索引 ‥‥‥‥‥‥‥‥‥‥‥‥‥‥‥‥‥‥‥‥‥‥‥‥‥‥‥‥‥‥‥‥‥ 154

編集・執筆者一覧

編 集

菅野義彦（かんのよしひこ）　東京医科大学腎臓内科学分野主任教授／東京医科大学病院副院長

執 筆（50音順）

荒井誠大（あらいまさひろ）　東京医科大学腎臓内科学分野　第2章3

家村文香（いえむらふみか）　東京医科大学腎臓内科学分野　第1章2

蛯名俊介（えびなしゅんすけ）　東京医科大学腎臓内科学分野　第3章6

岡田知也（おかだともなり）　一般財団法人自警会東京警察病院 腎代謝科部長　第1章13、14

加藤美帆（かとうみほ）　東京医科大学腎臓内科学分野助教　第1章6、7

神田睦生（かんだむつお）　東京医科大学腎臓内科学分野　第3章2

菅野義彦（かんのよしひこ）　東京医科大学腎臓内科学分野主任教授／東京医科大学病院副院長　第3章4

木村祐太（きむらゆうた）　東京医科大学腎臓内科学分野　第1章3、11

自見加奈子（じみかなこ）　東京医科大学腎臓内科学分野　第3章4

杉　渉（すぎわたる）　東京医科大学腎臓内科学分野　第1章5

鈴木梨江（すずきりえ）　東京医科大学腎臓内科学分野助教　第3章2

添田博（そえだひろし）　東京医科大学病院薬剤部　第1章10

竹内裕紀（たけうちひろのり）　東京医科大学病院薬剤部薬剤部長　第1章8

竹口文博（たけぐちふみひろ）　東京医科大学腎臓内科学分野客員准教授　第1章8、9、10

知名理絵子（ちなりえこ）　東京医科大学腎臓内科学分野助教　第1章1、5、13、14、第3章3

つじもとりゅうじ 辻 本 隆 史	一般財団法人自警会東京警察病院 腎代謝科医長	第 1 章 13、14
つちやたかあき 土 屋 毅 亮	東京医科大学腎臓内科学分野	第 1 章 12
つむらやひろあき 圓 谷 泰 章	東京医科大学腎臓内科学分野	第 3 章 5
ながいみほ 長 井 美 穂	東京医科大学腎臓内科学分野講師	第 1 章 3、4、11、 第 2 章 2、第 3 章 6
ほんじょうほなみ 本 城 保 菜 美	東京医科大学腎臓内科学分野	第 2 章 2
まつだまりえ 松 田 麻 梨 恵	東京医科大学腎臓内科学分野	第 1 章 4
みさわしょう 三 澤 翔	東京医科大学病院薬剤部	第 1 章 9
みやおかよしたか 宮 岡 良 卓	東京医科大学腎臓内科学分野講師	第 1 章 12、15、16、 第 2 章 3、第 3 章 5
もりやまたかひと 森 山 能 仁	東京医科大学腎臓内科学分野教授	第 1 章 2、6、7、 第 2 章 1、第 3 章 1
やたべかなこ 谷 田 部 香 奈 子	東京医科大学腎臓内科学分野	第 3 章 1
やましたようこ 山 下 遥 子	東京医科大学腎臓内科学分野	第 3 章 3
よしだようすけ 吉 田 洋 輔	東京医科大学腎臓内科学分野	第 1 章 1
りんのしょう 林 野 翔	東京医科大学腎臓内科学分野助教	第 1 章 15、16
わだあやか 和 田 朱 香	東京医科大学腎臓内科学分野	第 2 章 1
わだたかひこ 和 田 貴 彦	医療法人社団秀佑会 腎クリニック高野台院長	第 2 章 1
わたなべかんな 渡 邊 カ ン ナ	医療法人社団東仁会吉祥寺あさひ病院腎臓内科／ 東京医科大学腎臓内科学分野兼任助教	第 3 章 4

第1章

水・電解質・酸塩基平衡の"ニガテ"解消！

①

体液の組成と調整

吉田洋輔 東京医科大学腎臓内科学分野
知名理絵子 東京医科大学腎臓内科学分野助教

体の構造：体液量について

　私たちは食べものから必要な栄養素を摂取して生活をしていますが、私たちの体がなにからできているか考えたことはありますか？

　体の構成成分を大きく分類すると「水分、（筋肉などの）蛋白質、脂肪、（骨などの）ミネラル」に分けられます。そのうち水分は成人の体の約60％を占める（図1）ことから、体の構造を理解するためには水分、すなわち体液を理解することが重要です。

　体液の量には個人差がありますが、「水と油」というように、脂肪成分が多いと相対的に体液量が少なくなるので、女性や肥満の人は水分量が少ない傾向にあります。また、年齢を重ねると水分量が少なくなり、乳児では約80％の体液量があるのに対して高齢者は約50％程度まで減少します。

体液の分布

　「体で水分がある場所」といわれて思いつくのはどのようなところですか？

　「肌の水分、潤いが……」という言葉はよく耳にしますし、血液もその名のとおり液体ですので水分を含みます。体液の分布は、大きく細胞の内と外（細胞内液と細胞外液）に分けることができます。細胞内液と細胞外液の比率は2：1と、細胞内液のほうが多くを占めます。私たちの体が約60兆個というたくさんの細胞からできていることから、細胞内液のほうが多いことにも合点がいくかもしれません。

　さらにくわしくみていくと、細胞外液は3：1で間質（細胞と細胞のあいだ）と血管内とに分かれます。あわせると細胞内：間質：血管内で8：3：1になります（図1）。例として体重60kgの成人男性で考えると、水分量（体液量）は約36Lで、その内訳は細胞内液が24L、細胞外液が12Lとなります。その12Lの細胞外液のうち、間質が9L、血管内は3Lです。

水分と物質の移動

細胞内と細胞外

　先に述べたように私たちの体液は細胞内と細胞外に分かれ、体からの水分の出入りは細胞外液をとおして行われるため、必要な水分やイオンなどのやりとりをして恒常性を保っています。恒常性とは、外部の環境が変化しても内部の環境を一定に保とう

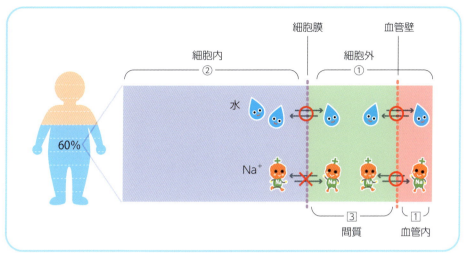

図1　体液の分布と移動

体液量は性別や体格、年齢によって異なるが、細胞内液と細胞外液の比率は2：1であり、細胞外液は3：1で間質と血管内に分かれる。

とするしくみです。

　細胞を破損から守るための大原則としてあるのが「細胞内と細胞外の浸透圧は同じ」ということです。濃度の異なる2種類の溶液のあいだに特定の物質だけ通過できる特殊な膜（半透膜）をおくと、お互い同じ濃度になろうとして、半透膜を介して濃度の濃い溶液側がうすい溶液側から水を引っ張る力が生じます。この、水を引っ張る力が浸透圧です。その力は液体に存在する粒子の数（濃度）によって決まり、蛋白質やブドウ糖だけでなくイオンなどもかかわります。浸透圧が細胞内外で異なってしまうと、細胞はそのかたちを保つことができずに破壊されてしまいます。細胞とそれ以外を分けている細胞膜（半透膜）は自由な水の行き来が可能なので、細胞内外の浸透圧を同じにするべく移動することで細胞のかたちを保っています。

間質と血管内

　血管内と間質（細胞と細胞のあいだ）を分けている血管壁も、細胞膜と同様に水分が自由に移動できます。細胞膜と異なる点は、血管壁ではイオンも行き来できることです。したがって、**輸液などを考える際には細胞内と細胞外で考えることが多いです**。一方で、蛋白質は自由に移動できません。たとえば、尿中に蛋白が出ていってしまうネフローゼ症候群の患者は血液中の蛋白が減っています。蛋白も浸透圧を形成する物質なので、血管内の濃度が低いと血管内へ水を引っ張る力（浸透圧）が下がってしまうため、間質に水分が移動して浮腫を来してしまいます。

　先ほどの体液の分布もあわせて具体的な例で考えてみましょう。

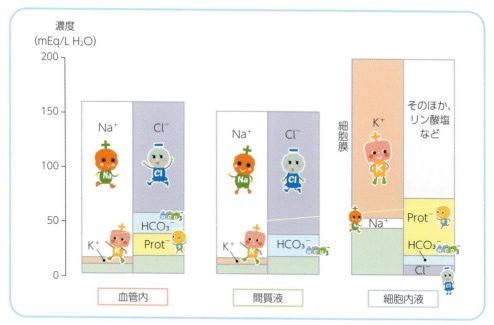

図2 体液の組成
Prot⁻は蛋白質を指し、そのほとんどはマイナスで帯電している。

　患者が600mLの水を飲んだとします。そのすべてが吸収されると仮定すると、腸管の毛細血管で水分が吸収され、一時的に血管内に水分が600mL増加します。ただ、細胞内外の浸透圧は等しくならなければならないので、水分の移動が生じます。水分は細胞内：間質：血管内が8：3：1の割合で分配されるはずなので、最終的には細胞内400mL、間質150mL、血管内50mLとなります。

体液の組成

　体液量を調整するうえでは浸透圧が重要な要素であるため、浸透圧を構成する体液組成を細胞内と細胞外に分けて把握しておくことが大切です。細胞内外の構成成分をみると、細胞内液はおもにカリウムイオン（K^+）、細胞外液はナトリウムイオン（Na^+）によって構成されています（図2）。電解質は細胞内外を自由に行き来することはできませんが、細胞膜にあるポンプで移動することができます。この細胞膜にあるポンプ（Na^+/K^+ ATPase）がナトリウムイオンを細胞外にくみ出し、カリウムイオンを細胞内にとり入れることでイオン濃度の差を一定に保っています。
　先にも述べたとおり、外部との水分のやりとりは細胞外液（血管内）をとおして行われます。そのため、細胞外液における浸透圧形成のメインであるナトリウムの調整は必須であり、その調整にはさまざまなしくみが存在します。

体液量のバランス

それでは、実際に体液量の調整はどのように行われているのでしょうか。

体液量を増加させるものとして飲食や代謝水（食物を代謝するときに生じるもの）があげられ、減少させるものとして排便、排尿、不感蒸泄（汗や皮膚などからの蒸発によるもの）があります。体液量はおもに飲水量と尿量で調節されており、体液量が減少すると口渇を感じることで飲水を促し、体液の喪失を防ぐために尿量を減らすようなホルモンが分泌されます。

口渇

運動で大量に汗をかいたあとや、ラーメンなど多量に食塩が含まれたものを摂取したとき、私たちの身体はのどの渇きを感じます。口渇を感じるメカニズムとして、血漿浸透圧と血漿量の変化を感知して神経が興奮することがわかっています。

さきほどの例から考えると、食塩摂取によりナトリウム濃度が上昇し浸透圧が上がったことと、汗による水分の喪失で相対的にナトリウム濃度が上昇し循環血漿量が低下したことが、口渇を引き起こしたと考えられます。また、血漿量変化の伝達物質としてアンジオテンシンⅡが重要とされています。

バソプレシン（抗利尿ホルモン）

バソプレシンは抗利尿ホルモンとも呼ばれ、腎臓での水分の再吸収を促して尿を濃縮するはたらきなどがあります。間脳にある視索前核、室傍核でつくられて下垂体後葉に蓄えられ、分泌刺激を受けて放出されます。体液量にかかわるしくみとして、前視床下部にある浸透圧受容器で血漿浸透圧の低下を感知した場合や、大動脈にある伸展受容器などで循環血漿量の低下を感知した場合に、バソプレシンが分泌されます。

このバソプレシンが分泌されない、もしくはバソプレシンに反応できないような状態が尿崩症であり、大量の希釈された尿を排出してしまう病気です。尿崩症では口渇により多飲多尿になりますが、ほかに障害がない場合は脱水にはなりません。このことからも、体液量の調整においてはバソプレシンの作用と口渇を感じることが重要であると考えられます。

引用・参考文献

1) 河原克雅. "細胞外液の組成と量の調節". ギャノング生理学. 原書 26 版. 佐久間康夫ほか監訳. 岡田泰伸監修. 東京, 丸善出版, 2022, 809-23, （LangeTextbook シリーズ）.
2) 柴垣有吾. より理解を深める！体液電解質異常と輸液. 改訂 3 版. 東京, 中外医学社, 2007, 262p.
3) 藤田芳郎ほか. 研修医のための輸液・水電解質・酸塩基平衡. 東京, 中外医学社, 2015, 356p.

2

浸透圧とサードスペース

家村文香 東京医科大学腎臓内科学分野
森山能仁 東京医科大学腎臓内科学分野教授

浸透圧とは

体内に入った水は、血管内から細胞間質、細胞間質から細胞内へと移動します。それぞれのあいだは毛細血管、細胞膜で隔てられており、この隔たり（半透膜）を介した水の移動は「浸透圧」によってひき起こされます。半透膜は、水溶液において溶媒（通常は水）の分子はとおしますが、溶質に関しては小さい分子やイオンは自由にとおしても大きい分子やコロイドなどをとおさない膜のことです。

浸透・浸透圧・浸透圧差

浸透とは、この半透膜を介して水が移動することです。濃度の異なる液体を半透膜を介して隣りあわせると、水は低濃度の溶質から高濃度の溶質の溶液へと濃度の差を軽減する方向へ移動、すなわち浸透しようとします。浸透による水の移動は、溶質の濃度の高い方に圧力をかけることで阻止することができます。このときに必要な圧力を浸透圧といい、これと同じ力で水が濃度の高い溶液側へと引き込まれると考えられます。つまり、浸透圧の力で水は濃度の高い溶液側へ引き込まれることになります（図1）。そして、この半透膜を介した溶液の濃度の差を浸透圧差と呼びます。

血漿の浸透圧

浸透圧は溶液の濃度（溶液中のすべての溶質の粒子数）に比例して大きくなります。粒子数は電離していない物質 1mol（= 1Osm）で表され、浸透圧の単位は濃度を示す Osm/L や Osm/kgH2O が用いられます。

血漿の浸透圧を生み出す要素として、ナトリウム（Na）、血糖（グルコース、Glu）、血中尿素窒素（BUN）が大きな役割を担っていいます。そのため、血漿の浸透圧は「血漿浸透圧 = 2 × Na + Glu ／ 18 + BUN ／ 2.8」で求めることができます。そして、おもに腎臓のはたらきにより、285 ± 5mOsm/L くらいに調節されています。

膠質浸透圧と晶質浸透圧

浸透圧は、浸透圧を生み出す溶質の種類により膠質浸透圧と晶質浸透圧に分けられます。

膠質浸透圧

膠質浸透圧は、膠質（コロイド）により生じる浸透圧です。体内にあてはめると、血管壁は選択的透過性を有する半透膜であり、ナトリウムイオン（Na^+）やカリウム

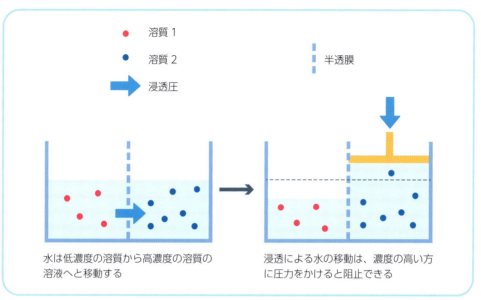

図1 浸透圧とは

イオン（K^+）などの電解質は自由に通過しますが、血管内の膠質であるアルブミンは血管壁を自由に通過することはできません。そのため血管内と細胞間質のあいだでアルブミンによる浸透圧差が生じ、血管内と細胞間質とのあいだの水の移動が起こります。

晶質浸透圧

　一方、晶質浸透圧は晶質により生じる浸透圧です。晶質とは結晶化できる物質のことです。細胞外に多く存在している晶質のナトリウムイオンは、半透膜である血管壁を自由に通過することができますが、細胞膜は自由に通過できません。そのため細胞間質と細胞内に浸透圧差が生まれ、水の移動が起こります。また、カリウムイオンは細胞内に多く存在し、ナトリウムイオンと同様に細胞膜を自由に通過することができません。そのため、細胞内と細胞間質とのあいだに浸透圧差が生じ、水の移動がひき起こされます。

　このように、膜を隔てて移動に制限を受ける物質が浸透圧差をつくり出し、膜の内外への水の移動をひき起こします。

張度

　ナトリウムイオンやカリウムイオンは、浸透圧差をつくり出し水の移動をひき起こすので細胞の容積に影響を与えます。細胞の容積に影響を与える浸透圧を張度といい

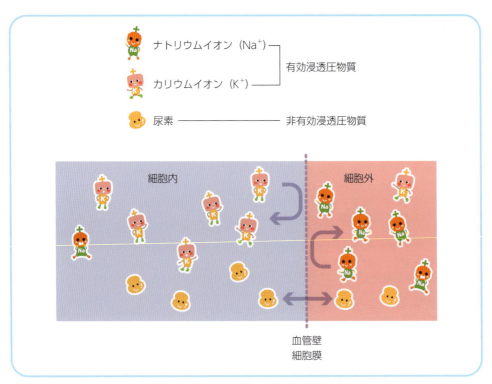

図2　有効浸透圧物質と非有効浸透圧物質
張度をつくる溶質を有効浸透圧物質、張度をつくり出さない浸透圧物質を非有効浸透圧物質と呼ぶ。

ます。張度をつくる溶質のことを有効浸透圧物質と呼びます。とくにナトリウムイオンは細胞外の、カリウムイオンは細胞内の有効浸透圧物質として張度をつくり出します。

一方で、尿素は血管壁や細胞膜を自由に通過するので、浸透圧物質ではあるものの水の移動をひき起こしません。このように張度をつくり出さない浸透圧物質は非有効浸透圧物質と呼ばれます（図2）。

等張液・低張液・高張液

溶液の浸透圧を血漿の浸透圧と比較した場合、血漿と浸透圧が等しい溶液を等張液、血漿より浸透圧が高い溶液を高張液、血漿より浸透圧が低い溶液を低張液といいます。細胞壁をもつ植物細胞と異なり、動物細胞は細胞壁をもたないので、動物細胞の膜は自由に変形します。動物細胞が低張液にさらされると、浸透圧勾配により細胞外から細胞内へと水の移動が起こるため細胞が膨張し、最後には破裂します。逆に高張液にさらされると、細胞内から細胞外へと浸透圧勾配により水が移動するため、細

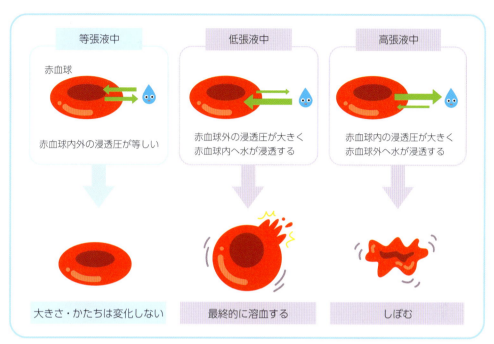

図3　等張液・低張液・高張液が赤血球におよぼす影響

胞は萎縮します。

細胞におよぼす影響

　等張液・低張液・高張液が細胞におよぼす影響について、赤血球を例に考えてみます（図3）。動物細胞である赤血球は、細胞膜に囲まれた一つの細胞です。赤血球を含んだ血液を等張液・低張液・高張液に滴らせると、赤血球とそれぞれの溶液との浸透圧勾配により異なる変化が起こります。

　等張液中の赤血球は、細胞内外で浸透圧が等しいので水の移動は起こりません。そのため、赤血球の大きさやかたちは変化しません。低張液中の赤血球は、細胞内の浸透圧が細胞外の溶液の浸透圧より高いため、細胞外の水分が赤血球のなかへ移動します。そのため赤血球は膨張し最終的には破裂します。この現象を溶血といいます。高張液中での赤血球は、細胞外の溶液の浸透圧が細胞内より高いため赤血球内の水分が溶液の方へ移動し、赤血球はしぼみます。

輸液の場合

　輸液の場合で考えると、等張液の代表は0.9％生理食塩液や乳酸リンゲル液です。低張液には蒸留水や5％ブドウ糖液があります。5％ブドウ糖液は、静脈内に注射された当初は血漿浸透圧と比較して等張ですが、ブドウ糖は代謝されるので最終的には低張液を注入するのと同じことになります。高張液には10％食塩液や20％ブドウ糖液、

10％アミノ酸液があります。

注意すべき障害

　細胞外液によってひき起こされる細胞容積の変化が、脳細胞で起こり問題となることがあります。ナトリウムイオンは血漿浸透圧を決める大きな要素であるため、低ナトリウム血症や高ナトリウム血症が起こると血漿浸透圧に影響します。基準値から外れた浸透圧の血漿と脳細胞とのあいだに浸透圧差が生じることで、脳細胞への水分の流入または脳細胞からの水分の流出をひき起こし、意識障害の原因となることがあります。

サードスペース

　サードスペースは解剖学的な名称ではありません。通常、体内の水分は細胞内（ファーストスペース）または血管内（セカンドスペース）のどちらかに存在します。しかし、そのどちらでもない場所に余計な体液貯留を認めることがあり、その場所を概念としてサードスペースと呼んでいます。

　サードスペースへの体液の移動は、血管の透過性亢進や血管内の膠質浸透圧の低下が原因で起こります。血管の透過性亢進は外科手術や感染症、外傷などの生体への侵襲により炎症が生じることで起こります。血管内の膠質浸透圧の低下は、高齢者や食事摂取不良、尿中に大量の蛋白が排泄されるネフローゼ症候群などの腎疾患やアルブミンの合成が低下する肝硬変などの肝疾患により、血液中のアルブミンが低下した場合に起こります。血管内の膠質浸透圧が低下すると血管内に水を保持する力が弱まり、サードスペースへと体液が移動しやすくなります。サードスペースは具体的には心嚢（心膜腔）、胸腔、腹腔や腸管などがあげられ、移動した体液はそれぞれ心嚢液、胸水、腹水、四肢や腸管の浮腫などとして認められます。

　血管内からサードスペースに水分が移動することにより、体内で臓器を灌流するために有効な血漿量、すなわち有効循環血漿量が減少します。有効循環血漿量が減少すると、血圧を保持することが困難になって心拍数が増加し、重症化すると臓器の虚血へとつながります。また、サードスペースに移動した水分は、胸水であれば呼吸困難、腹水となれば腹部膨満感などの自覚症状の原因になります。

リフィリング

　リフィリング（refilling）とは、サードスペースに移動した水分が血管内に戻ってくる現象を示します。リフィリングは炎症が落ち着くことで血管の透過性亢進が改善すると起こります。そのほかに、栄養状態の改善やアルブミン製剤の投与により血清アルブミン値が上昇すると、膠質浸透圧が上昇しリフィリングが起こります。

リフィリングが起こると、有効循環血漿量が確保されます。リフィリングは血液透析の除水によって血管内の水分量が減少し、浸透圧が上昇したときにも起こります。この場合、有効循環血漿量が確保できるので透析中の血圧が保たれます。一方で、リフィリングによる有効循環血漿量の増加が生じることで心臓の負荷が増加し、血圧が上昇傾向となり心不全や出血リスクが上昇することもあります。急激なリフィリングには注意が必要です。

引用・参考文献

1）医療情報科学研究所編. "体液と浸透圧". 病気がみえる vol.8：腎・泌尿器. 東京, メディックメディア, 2012, 72-7.
2）丸山一男. 急性期ケアにおける輸液管理：92 の生の声に答えた「質問コーナー」付き. 大阪, メディカ出版, 2016, 296p.
3）林由起子. "医科生理学の一般原理とエネルギー産生：一般原理". ギャノング生理学. 原書 26 版. 佐久間康夫ほか監訳. 岡田泰伸監修. 東京, 丸善出版, 2022, 3-10, （LangeTextbook シリーズ）.
4）北岡建樹. "浸透圧による細胞容積の変化／有効浸透圧の概念". 楽しくイラストで学ぶ水・電解質の知識. 改訂 2 版. 東京, 南山堂, 2012, 22-3.
5）小林修三ほか. 救急・ICU の体液管理に強くなる：病態生理から理解する輸液, 利尿薬, 循環作動薬の考え方, 使い方. 東京, 羊土社, 2015, 367p.

代謝水と不感蒸泄

木村祐太 東京医科大学腎臓内科学分野
長井美穂 東京医科大学腎臓内科学分野講師

代謝水とは

ヒトの体に関係する水分

「代謝水」という聞き慣れない言葉が出てきましたが、まずはヒトの体に関係する水分について考えていきましょう。

ヒトの体は、水分の出納が平衡になるようにつねに調整されています。具体的には、尿、便中の水分、発汗や不感蒸泄などで水分を喪失し、脱水傾向となると、口渇中枢を介して自然と飲水が促され、水分のバランスを保つしくみが備わっています（**10ページ**参照）。

ヒトが得る水分のほとんどは、口から飲む飲料水、食べものに含まれる水分など、口から摂取するものからなりますが、そのほかにも、体のなかで新たに生成することで得られる水分が存在します。それを「代謝水」といいます。

上記を踏まえると、ヒトが1日に摂取しなければならない水分量は、「尿量」＋「便中の水分」＋「発汗」＋「不感蒸泄」－「代謝水」という計算式で示すことができます。ヒトの1日の水分出納の詳細は**図1**のとおりです。

代謝水の産生

代謝水は、体のなかで食べものを分解し、エネルギーに変換する際の化学反応で生成され、「燃料水」とも呼ばれます。具体的には、体重1kgあたり1日で約5mLの代謝水が生成され、体重60kgのヒトの場合は1日で約300mLの代謝水が生成されます。

また、代謝水は摂取する栄養素によって生成される量が異なるとされます。その量は糖質1gあたり0.56mL、脂質1gあたり1.07mL、たんぱく質1gあたり0.41mL程度であるとされ、1gあたりの代謝におけるエネルギー生成率の高い脂質で代謝水がもっとも多いといわれています。

具体的に示すと、糖質のなかでもグルコース（$C_6H_{12}O_6$）の場合は、以下の反応が生体内で生じます。

● $C_6H_{12}O_6$（180g）＋ $6O_2$（192g）→ $6CO_2$（264g）＋ $6H_2O$（108g）

つまり、グルコース180gから代謝水108g（グルコース1gあたり代謝水0.6g）が産生されます。

また、飽和脂肪酸の一種であるステアリン酸（$C_{18}H_{36}O_2$）の場合は、以下の反応が生体内で生じます。

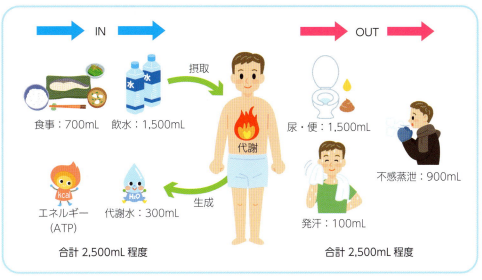

図1 ヒトの1日の水分の出納

- $C_{18}H_{36}O_2$（284g）＋ 26O_2（832g）→ 18CO_2（792g）＋ 18H_2O（324g）

つまり、ステアリン酸284gから代謝水324g（ステアリン酸1gあたり代謝水1.1g）が産生されます。

このように、代謝水はヒトの水分の出納や栄養摂取状況に深くかかわる要素であり、見逃せない存在であるといえます。

不感蒸泄とは

前項でも少し触れましたが、ヒトの体から喪失する水分は、尿、便中の水分のほかに発汗や不感蒸泄が含まれます。不感蒸泄とは「無自覚のまま体から失われる水分」を表し、具体的には発汗以外の皮膚・粘膜および呼気からの水分喪失のことを指します。

つまり、われわれは活動しているときに限らず、安静時や睡眠中にも無意識に体から水分を喪失し続けているといえます。

不感蒸泄の増減に影響する因子

不感蒸泄の量は個々の状態・環境により変動しますが、発熱、熱傷、過換気状態などの病態で増加します。また、体温・体表面積などの個体因子や、気温・湿度などの環境因子による影響を受けます。環境因子の増加や、代謝の亢進による発汗量の増加などが起こると、程度に応じて1日あたり500〜2,000mL程の不感蒸泄の増加が見込

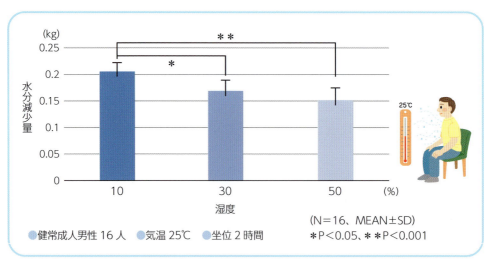

図2 湿度と不感蒸泄量の関係（文献1を参考に作成）

まれる場合があります。

図2[1]は、部屋の湿度が不感蒸泄におよぼす影響を示したものです。健常成人男性16人を対象として、気温25℃の環境下で湿度を50%、30%、10%にそれぞれ設定し、坐位2時間で過ごした際の水分喪失量を計測しています。その結果、湿度が低くなるにつれて水分の喪失量が多くなることが示されており、湿度の低下が不感蒸泄量の増加に影響していることがわかります。

また、人工呼吸器を装着している場合は、呼気による喪失分を差し引いた不感蒸泄量（1日400〜600mL程度）を代償するだけの十分な加温・加湿機能を要します。

以上のことから、不感蒸泄は経口摂取ができない人に関しても、水分のバランスを考えるうえで非常に重要な要素であるといえます。

不感蒸泄量

不感蒸泄量は表の式で計算できます。具体的には、常温安静時には、健常な成人で1日に約900mL（皮膚から約600mL、呼気から約300mL）程度となります。また、不感蒸泄量は体温が1℃上がるごとに約15％増え、さらに気温が30℃を超える条件が加わると、気温が1℃上がるごとに15〜20％増えていくとされます。

なお、体重あたりの体液量の割合が高い乳幼児・小児の不感蒸泄量は25〜30mL/kg/日程度であり、体重あたりの不感蒸泄量は成人の2倍となります。これは、乳幼児・小児では成人と比較して新陳代謝で生じる多くの熱を冷却する必要があることや、単位体重あたりの体表面積が大きいことなどが影響しています。

表　不感蒸泄の計算式（健常成人）

- 15 × 体重（kg）+ 200 ×［体温（℃）− 36.8］
  【簡易式】15mL ×体重（kg）

高齢者・乳幼児・小児における注意点

高齢者

　現在、日本は超高齢社会であり、2024 年時点で 65 歳以上の高齢者の割合は 30％を超えるといわれています。また、地球温暖化の影響もあり、高齢者の脱水症は社会的に大きな問題となっています。

　高齢者は加齢とともに水分を蓄えるための筋肉が減少し、成人と比べて体内に占める水分の割合が少なくなります。また、腎臓の機能が低下し、老廃物を出すために多くの尿が必要となります。さらに、高齢者のなかには「トイレが近くなってたいへんだから」「汗をかいていないから」「のどが渇いていないから」「飲み込みが悪くむせるから」などの理由で水分摂取を控えてしまう人がいます。その状況下で不感蒸泄により無意識のうちに体から水分が失われるため、成人に比べて脱水症になりやすい状態です。そのため、とくに高齢者はこまめな水分補給が大切です。なお、水分補給が大切なのは夏場だけではありません。秋・冬にかけては汗をかいている実感が少なく、のどの渇きも感じにくくなります。水分補給の機会が夏に比べて減少しがちであるため注意が必要です。

乳幼児・小児

　乳幼児・小児の体重あたりの尿量は、成人の 3 倍程度に達するとされます。また、不感蒸泄量は先述のとおり 25 〜 30mL/kg/ 日程度で、体重あたりの不感蒸泄量は成人の 2 倍となります。そのため必要水分量が多く、高齢者同様に脱水症に注意が必要です。また、乳幼児・小児は自力で水分を摂取できなかったり、水分調節能の発達が成人と比較して不十分であることからも容易に脱水症となるため、こまめな水分摂取を促す必要があります。

引用・参考文献

1) Sunwoo, Y. et al. Physiological and subjective responses to low relative humidity. J. Physiol. Anthropol. 25 (1), 2006, 7-14.
2) 小山薫. "輸液の基礎知識". わかりやすい輸液と輸血：安全な輸血と臨床に即した輸液をマスターする. 東京, メジカルビュー社, 2010, 10-5.
3) 飯野靖彦. 一目でわかる輸液. 第 3 版. 東京, メディカル・サイエンス・インターナショナル, 2013, 112p.

脱水と溢水

松田麻梨恵 東京医科大学腎臓内科学分野
長井美穂 東京医科大学腎臓内科学分野講師

脱水の病態生理と治療

人間の体は約60％が水分（体液）で構成されています。体液の約1/3が細胞外液として存在し、残りの約2/3が細胞内液として存在します。両者は半透膜である細胞膜に隔てられ、浸透圧勾配により水が移動することで細胞内外の浸透圧を等しく保っています。さらに細胞外液は、その約1/4が血管内の血漿として、残りの約3/4が間質液として存在し、それらは血管壁により区切られています。

脱水とは、体液量が減少した状態を指します。どのような体液喪失もまず細胞外液から起こりますが、張度の変化によって二次的に細胞内外の水の移動が発生し、細胞内液量が減少することがあります。体液コンパートメントに着目して考えると、脱水の病態は、細胞外液量が減少した状態である「volume depletion」と、細胞内液が減少した状態である「dehydration」の二つのタイプに分類できます[1]。日本語では、この二つを総称して「脱水」と呼びますが、体液の欠乏が細胞内と細胞外のどちらのコンパートメントでおもに起こっているかによって、現れる症状や選択する輸液製剤が異なります。そのため、両者の病態を区別する必要があります。

細胞外液量の欠乏（volume depletion）

Volume depletionとは、血管内から水とナトリウム（Na）の両方が欠乏した状態です（図1）[2]。細胞外液量が減少するため、頻脈や血圧低下などの循環動態の悪化を来すことがあります。原因として出血や熱傷、下痢、嘔吐などがあります。循環血漿量の減少が著しい場合は、循環血液量減少性ショック（hypovolemic shock）に至ります。細胞外液量の欠乏により、交感神経系やレニン・アンジオテンシン・アルドステロン（renin-angiotensin-aldosterone；RAA）系の活性化、抗利尿ホルモン（antidiuretic hormone；ADH）の分泌が刺激されることで、尿へのナトリウムや水の排泄を抑制します。

水とナトリウムが細胞外液とほぼ同様の比率で失われる場合では、血清ナトリウム濃度は変化しません（等張性脱水）。ただし、ADHの分泌により自由水の排泄が抑制されている状況下で、低張な輸液製剤を使用したり食塩をとらずに水分のみを経口摂取すると、相対的に自由水が貯留し、低ナトリウム血症になることがあります（低張性脱水）。

治療には、生理食塩液やリンゲル液、乳酸リンゲル液、酢酸リンゲル液といった、

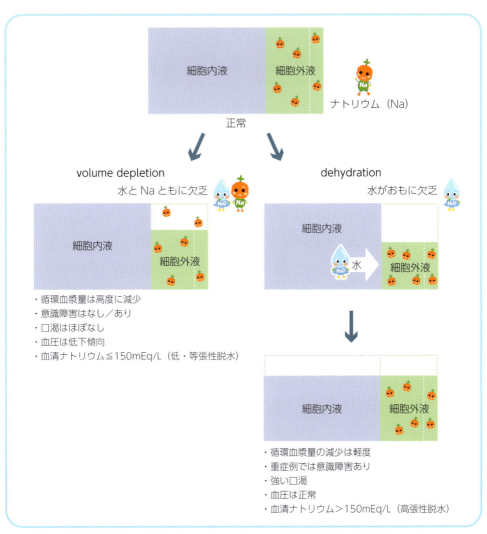

図1 細胞外液量の欠乏（volume depletion）と細胞内液量の欠乏（dehydration）
（文献2を参考に作成）

細胞外液の電解質濃度とほぼ同一の等張性輸液製剤を使用します。これらの製剤は投与量のすべてが細胞外液に分布し、細胞外液量を増やすことができます。

細胞内液量の欠乏（dehydration）

Dehydrationは、水がナトリウムよりも多く失われることにより高ナトリウム血症となり、血漿浸透圧が上昇した状態です（図1）。発汗や不感蒸泄が増加し血漿浸透圧が上昇すると、生体内ではADHの分泌を刺激して尿を濃縮したり口渇を生じて飲水行動を促したりすることで、血漿浸透圧を正常に保とうとします。しかし、自分で水分摂取を自由にできない乳幼児や口渇感や嚥下機能が低下した高齢者、意識障害のあ

る患者では、飲水行動が生じず血漿浸透圧が上昇したままとなります。細胞外液の浸透圧が細胞内液の浸透圧よりも高くなると、細胞内から細胞外に水が移動するため細胞内液量が減少します。重度の細胞内脱水では脳細胞の萎縮・虚脱を伴うため、錯乱やけいれん、意識障害などを呈することがあります。一方、細胞外液量は比較的保たれ、循環動態への影響は軽度にとどまります[3]。

　治療には、低張液である5%ブドウ糖や3号液などの輸液製剤を使用します。5%ブドウ糖は生体内で速やかに代謝を受け、自由水として投与したぶんが一様に細胞内外に分布するので、投与分の約2/3が細胞内に補充されます。この際、急性腎障害を呈した無尿の患者には、カリウム非含有の輸液を選択する必要があります。

溢水の病態生理と治療

　溢水(いっすい)（overhydration）とは、細胞外液量が過剰となって、体内にナトリウムと水が貯留した状態を意味します。

　細胞外液のうち、動脈系の血管内に存在し、直接的に組織灌流に関与する血漿量のことを有効循環血漿量といいます。腎臓は有効循環血漿量の変化を感知することで、腎臓でのナトリウムの再吸収量を調整しています。ナトリウムを摂取すると細胞外液の張度が上昇し、ADHの分泌が刺激されます。ADHが分泌されると尿での水の再吸収が増加し、さらに口渇に伴って飲水行動が促されるため、細胞外液量が増加します。

　腎臓が正常に機能していれば、ナトリウムを過剰に摂取しても尿中へのナトリウム排泄が促進されるため、高度な細胞外液の増加は生じません。しかし腎不全では、ナトリウムと水を尿として十分に排泄することができなくなるため、体内に貯留しやすくなります。また、心不全、肝硬変、ネフローゼ症候群では、有効循環血漿量が低下するため、代償的に腎臓でのナトリウムの再吸収が増加してナトリウムと水が体内に貯留しやすくなります。このように体内に過剰に貯留したナトリウムと水が血管内に分布すると、心拍出量が増加し血圧の上昇を来します。また、血管内から間質に水が分布すると、浮腫や胸水、腹水などをひき起こします。

透析患者における溢水

　腎不全では、糸球体濾過量（glomerular filtration rate；GFR）が低下しているため、糸球体でのナトリウムの濾過量も低下します[4]。とくに透析をしている患者は尿がほぼ出ないため、尿中にナトリウムや水を排泄することができず体内に貯留します。そのため、透析ごとにナトリウムと水を透析で除去（除水）します。しかし、一回の透析で除水できる量には限界があるため、透析での除水が不十分になると、体内にナトリウムや水が貯留していき、呼吸困難や浮腫が出現します。

　血液透析では、透析間の体重増加率を中1日でドライウエイト（DW、日本透析医

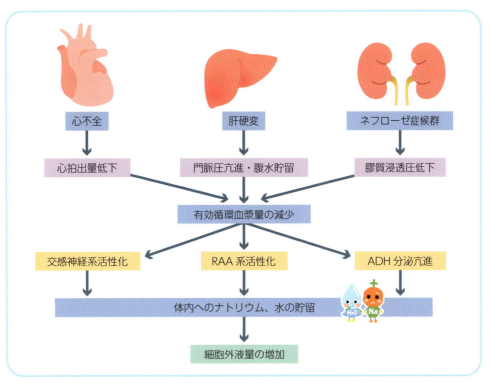

図2 心不全、肝硬変、ネフローゼ症候群における細胞外液量増加の機序（文献6を参考に作成）

学会のガイドライン[5]では、「体液量が適正で、透析中に過度の血圧低下を生ずることなく、かつ長期的にも心血管系への負担が少ない体重」と定義されている）の3％以内に、中2日で5〜6％以内に抑えることを目標に飲水量や食塩量の制限を行います。また、食事量や体調によって筋肉や脂肪量は変化するため、DWも変化します。実際の筋肉や脂肪量は落ちているのにDWを変更せずにいると、余分な水が体に貯留して溢水になることがあります。患者の日々の食事摂取状況や活動量を把握し、定期的にDWの見直しを行うことが重要です。

心不全、肝硬変、ネフローゼ症候群における溢水

心不全や肝硬変、ネフローゼ症候群でも細胞外液量の増加がみられることがあります（図2）[6]。

心不全では、心臓ポンプ機能が低下し、さらにポンプ機能を補う代償機構も破綻した結果、心拍出量の低下が生じ有効循環血漿量が減少します。

肝硬変では、肝臓でのアルブミン（Alb）合成の障害から低アルブミン血症を来します。低アルブミン血症により膠質浸透圧が低下すると、浸透圧のバランスがくずれて血管内から水が漏れ出します。さらに肝臓がかたくなっているため門脈を介して心

臓にうまく血液を戻すことができず、腹腔内に水がたまり、有効循環血漿量が減少します。

ネフローゼ症候群では、アルブミンが尿中に漏出するため、肝硬変と同様に低アルブミン血症を来します。ネフローゼ症候群に伴う著明な低アルブミン血症は、膠質浸透圧の低下により、有効循環血漿量の減少を来します。

上記の病態では、有効循環血漿量が減少しますが、二次的に交感神経系やRAA系の活性化、ADHの分泌亢進が生じます。そのため、尿中のナトリウム再吸収が亢進し、細胞外液量が増加します。

体液量の過剰を是正するため、利尿薬でナトリウムや水の再吸収を抑えることを原疾患の治療と並行して行います。また、飲水量や食塩の制限を行うことも重要です。しかし、著明な心機能低下例、肝硬変やネフローゼ症候群による低アルブミン血症では、高用量の利尿薬や複数の種類の利尿薬を組み合わせて使用しても、利尿薬が効きにくい状態に陥っていることがあります。その場合、体外限外濾過法（extracorporeal ultrafiltration method；ECUM）による除水や胸水穿刺、腹水穿刺などが検討されます。

引用・参考文献

1）小松康宏ほか. "輸液の実際". シチュエーションで学ぶ輸液レッスン. 第3版. 東京, メディカルビュー社, 2021, 37.
2）藤丸季可. 重症度の評価法. 週刊日本医事新報. 4880, 2017, 28-33.
3）佐藤菜摘美ほか. 脱水症の病態生理. medicina. 60（8）, 2023, 1216-8.
4）柴垣有吾. より理解を深める！体液電解質異常と輸液. 改訂3版. 東京, 中外医学社, 2007, 262p.
5）日本透析医学会. 血液透析患者における心血管合併症の評価と治療に関するガイドライン. 日本透析医学会雑誌. 44（5）, 2011, 337-425.
6）福井博. 肝硬変腹水の病態と治療：最近の進歩. 肝臓. 40（3）, 1999, 113-27.

5

電解質異常と身体症状

杉渉　東京医科大学腎臓内科学分野
知名理絵子　東京医科大学腎臓内科学分野助教

電解質異常とは

電解質は体を構成する重要な要素の一つです。一般的にはミネラルと呼ばれ、代表的なものにはナトリウム（Na）、カリウム（K）があります。

体内の水分のことを体液と呼び、細胞内液と細胞外液からなります。両者で組成は異なりますが、その濃度は一定に保たれています。電解質のバランスは、恒常性（ホメオスタシス）と呼ばれる体内の状態を一定に保とうとする力によって調節されていますが、何らかの理由でそのバランスがくずれると電解質異常が生じます。電解質異常の原因やそれによる症状はさまざまです。

浮腫（図1）

浮腫の定義と分類

前述の細胞外液と細胞内液のうち、細胞外液はさらに間質液と血管内液に分けられます。間質液は細胞内でも血管内でもない部分にたまっている液体です。「間質液の量が増え、腫脹して触れることができるようになった状態」が浮腫と定義され、全身性と局所性に分類されます。

全身性の浮腫でも、症状が軽い場合には顔面や下腿などに局所的であり、進行すると全身に広がって胸水や腹水を伴うようになります。多くの場合は左右対称で下腿に強くみられますが、寝たきりの人には重力の影響で背部や仙骨部にみられます。局所性の浮腫は、限局した部位に左右非対称にみられ、静脈系・リンパ系の閉塞や局所の炎症など原因は限られています。

浮腫の原因

浮腫の原因はおおまかに静水圧（毛細血管内の水圧）の上昇、膠質浸透圧の低下、血管透過性の亢進の3つに分けられます。

静水圧の上昇の一部がナトリウム、すなわち食塩と関係しており、食塩をとりすぎると口渇感が生じるため飲水量が増えます。飲水量が増えると体液量が増加し、静水圧が上昇します。食塩の摂取量が増えると腎臓から排泄されるナトリウムの量も増えるため、通常であれば浮腫が生じるほど静水圧が上がることはありません。

腎臓や心臓の機能が低下している人が食塩をとりすぎると、ナトリウムの排泄が間に合わなくなります。するとバランス調整ができずに体液が過剰な状態となって、ひ

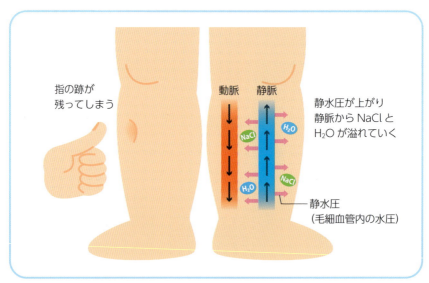

図1 浮腫
浮腫の原因はおおまかに静水圧の上昇、膠質浸透圧の低下、血管透過性の亢進の3つに分けられる。

いては静水圧が大きく上昇して浮腫を生じることになります。

　食塩をとりすぎると飲水量も増えることがほとんどであるため、高ナトリウム血症となることは少ない一方、水分のみをとりすぎても浮腫は生じにくく、低ナトリウム血症の原因となることがあります。したがって、食塩のとりすぎによる静水圧の上昇が原因である浮腫の場合には、食塩制限が有効です。腎臓や心臓の機能が低下している場合に、浮腫に対して利尿薬が使われる場面も多くみられますが、食塩制限の重要性は変わりません。

下痢（図2）

下痢の定義
　便に含まれる水分が多くなればなるほど、便はやわらかくなって固形から液状になっていきます。下痢を明確に定義することはむずかしいですが、医療の現場では「ブリストル便性状スケール」を用いて便の状態を評価し、スコア6、7のものを下痢と判断しています。下痢になると排便回数が増えることが多いですが、下痢の定義に排便回数はかかわりません。

下痢の原因
　口から摂取された水分と分泌された腸液のほとんどが小腸と大腸で吸収されるため、通常であれば下痢になることはありません。小腸と大腸における水分と腸液の吸

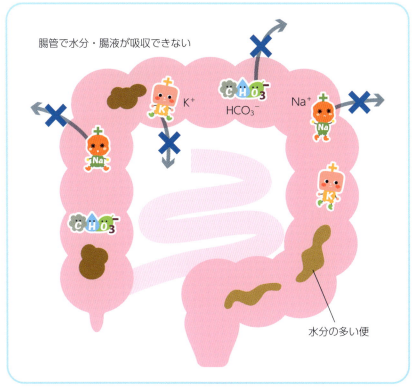

図2　下痢

腸液が腸管で吸収されずに、便と混ざり排出されると（下痢）、腸液に含まれるナトリウムやカリウムも排出される。

収が、何らかの原因でうまくいかなくなることによって、下痢を生じます。

下痢は急性と慢性に分けて考えられます。急性の原因は感染性の胃腸炎であることが多く、食事や水分がとれているのであれば、自然に治るのを待っているだけで問題ないことがほとんどです。下痢の症状が重く、食事や水分がとれない際には点滴が必要になる場合があります。

慢性の原因は過敏性腸症候群がもっとも多いですが、潰瘍性大腸炎やクローン病などの炎症性腸疾患、慢性膵炎や乳糖不耐症などによる吸収不良症候群、大腸がんなどの可能性もあります。慢性の場合も点滴が必要になることは多くありません。下痢の原因を調べ、原因を取り除けるように介入していきます。

下痢によって生じる電解質異常

腸液には多くのナトリウムやカリウムが含まれているため、重症の下痢が長い期間持続すると、それらを失うことになります。失う量が摂取している量を上回ることで、低ナトリウム血症や低カリウム血症といった電解質異常を生じます。

腸液はアルカリ性で重炭酸イオンも多く含まれているため、重症の下痢のときには体が酸性に傾いて代謝性アシドーシスになります。代謝性アシドーシスの多くは高カリウム血症を起こしますが、下痢による代謝性アシドーシスは低カリウム血症を起こす珍しい状態であるため注意が必要です。電解質異常を起こしてしまっている場合は、食事や水分が十分にとれていないことが多く、点滴による電解質や水分の補充を検討する必要があります。電解質については血液検査の結果が、水分については普段の体重からの変化が参考になります。

感染性の胃腸炎では、腸内にある細菌やウイルスを洗い流すために下痢が起こっているため、排泄が終わると下痢の症状も落ち着いてきます。止瀉薬を使用すると排泄が遅れてしまうため、感染性の胃腸炎に対する止瀉薬はすすめられません。

嘔吐 (図3)

嘔吐の定義

「胃や腸の内容物を、食道をとおして口の外へ吐き出すこと」が嘔吐と定義されます。嘔吐の際には胃の出口である幽門が収縮するため、排出されるものは胃の内容物であることがほとんどです。また、冷や汗や生唾が出たり、脈が遅くなったり血圧が下がるといった自律神経症状が出る場合もあります。

胃や腸の病気が関係している場合が多いですが、心臓の病気が原因となることもあり、その場合には緊急の治療が必要になる可能性があります。胃や腸が原因と決めつけず、慎重に対応することが必要です。

嘔吐の原因

脳や心臓、胃、腸などより、何らかの刺激が、嘔吐をつかさどる脳の延髄に伝わることで嘔吐が起こります。急性と慢性に分け、そのほかにある症状から嘔吐の原因を考えていきます。嘔吐が続いているあいだは食事や水分がとれない場合がほとんどであるため、症状が改善するまで点滴が必要になることも少なくありません。

嘔吐によって生じる電解質異常

胃液は酸性の腸液であるため、嘔吐によって胃液をたくさん失うことで身体がアルカリ性に傾き、代謝性アルカローシスになります。また、胃液に含まれるナトリウムは少なくカリウムが多いため、水分の喪失とカリウムの喪失が高ナトリウム血症と低カリウム血症の原因になります。しかし、低ナトリウム血症などの電解質異常が嘔吐の原因になっていることもあります。

嘔吐は電解質異常の原因になりますが、電解質異常によって起こる症状でもあるため、嘔吐を起こしている人に電解質異常が起こっている場合には、早めに治療する必要があります。

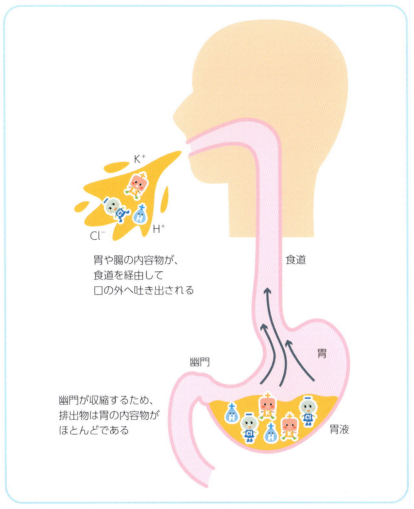

図3　嘔吐
酸性の胃液を失うことで、体はアルカリ性に傾く。

まとめ

　電解質異常と関連する代表的な症状である「浮腫」「下痢」「嘔吐」について解説しました。そのほかにも多くの症状が電解質異常と関係しています。電解質の体に入ってくる量と出ていく量のバランスがくずれることで電解質異常が起こりますが、その原因は重複している場合もあります。電解質が過剰な場合はとる量を減らし、不足している場合はとる量を増やすことが重要であり、その方法を個々の状態や症状から検討する必要があります。

引用・参考文献
1) Trayes, KP. et al. Edema : diagnosis and management. Am. Fam. Physician. 88（2）, 2013, 102-10.
2) 松本誉之ほか．"便通異常"．消化器病診療：良きインフォームド・コンセントに向けて．「消化器病診療」編集委員会編．日本消化器病学会監修．東京，医学書院，2004，12-5.
3) Horn, CC. Why is the neurobiology of nausea and vomiting so important? Appetite. 50 (2-3), 2008, 430-4.
4) 鈴木慎吾．外来診療の型：同じ主訴には同じ診断アプローチ！東京，メディカル・サイエンス・インターナショナル，2020，280p.
5) 南学正臣ほか編．内科学書．改訂第9版．東京，中山書店，2019，3672p.

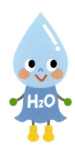

カリウムイオン、ナトリウムイオン、クロールイオン

加藤美帆 東京医科大学腎臓内科学分野助教
森山能仁 東京医科大学腎臓内科学分野教授

陽イオンと陰イオン

電解質は、5大栄養素である炭水化物、脂質、たんぱく質、ビタミン、ミネラルのうちの一つであるミネラルが、溶媒に溶解した際に陽イオンと陰イオンに電離したもので、体液中でも同様にイオンとして存在しています。プラスの記号がついているものを陽イオンといい、代表的なものにナトリウム（Na）、カリウム（K）、カルシウム（Ca）やマグネシウム（Mg）があります。マイナスの記号がついているものを陰イオンといい、代表的なものにクロール（Cl）、重炭酸イオン（HCO_3）、リン（P）、有機酸、蛋白質などがあります。

たとえば、ミネラルには塩化ナトリウム（NaCl）がありますが、水に溶解すると陽イオンのナトリウムイオン（Na^+）と陰イオンのクロールイオン（Cl^-）に電離します。同様に、塩化カリウム（KCl）は水に溶解すると、陽イオンのカリウムイオン（K^+）と陰イオンのクロールイオン（Cl^-）に電離します（図1）。

カリウムイオン

カリウムイオンの体内分布と役割

カリウムイオンは1価の陽イオンで、体内においてとくに細胞内に大量に存在する代表的なイオンです（図2）。

血清カリウム濃度は通常3.5〜5.0mEq/Lですが、細胞内のカリウム濃度は約140〜150mEq/Lになります。つまり、体内の総カリウム量は3,000〜4,000mEqもありますが、カリウム（イオン）の98％は細胞内に存在し、細胞外にはわずか2％しか存在しません。それは、細胞表面に発現するナトリウム／カリウムポンプ（$3Na^+$/$2K^+$ ATPase）が、3個のナトリウム（イオン）を細胞内から細胞外に輸送し、2個のカリウム（イオン）を細胞外から細胞内に輸送するからです。

そして、わずか2％のカリウムが細胞内外での濃度勾配を形成します。これにより、生命活動維持に欠かせない、細胞の浸透圧維持や酸塩基平衡の調節、筋肉の動きや神経伝達の調節、心筋細胞の電気刺激運動などの重要な役割を担います。

Nutrition Care 2024 秋季増刊

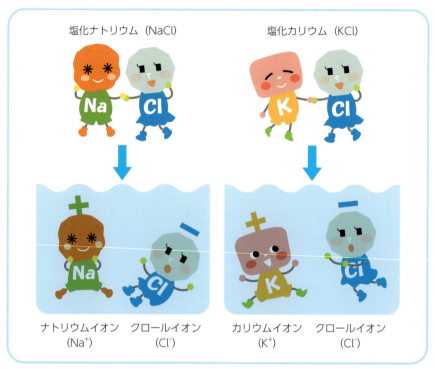

図1 陽イオンと陰イオン

塩化ナトリウムは、水にとけると陽イオンのナトリウムイオンと陰イオンのクロールイオンに電離する。
塩化カリウムは、水にとけると陽イオンのカリウムイオンと陰イオンのクロールイオンに電離する。

心臓とカリウムイオン

　心臓が収縮と弛緩を行うためには、細胞内が細胞外に対してマイナスの電位になっている必要があります。体内で電気の性質をもっているものはイオンです。この心筋細胞の動きに関係するイオンが、ナトリウムイオン、カリウムイオン、カルシウムイオン（Ca^+）です。そのため、血清カリウム濃度の異常により重篤な不整脈をひき起こすこともあります。

血清カリウム濃度

　成人男性の1日の食事には、80〜120mEqのカリウムが含まれています。食物から摂取したカリウムの90％は腸管から吸収され血中（細胞外液）へと移行しますが、高カリウム血症にならないのは、食事の刺激によって分泌されたインスリンやグルカゴンなどのホルモンのはたらきにより、血中のカリウム（イオン）がナトリウム／カリウムポンプを介して速やかに細胞内へ移動するからです。

　また、カリウム（イオン）は神経伝達や筋肉の収縮にかかわるので運動時に筋肉から放出されます。同時にカテコラミンのβ受容体は細胞内へのカリウム（イオン）の

取り込みを刺激することで、高カリウム血症となるのを防いでいます。

このように生体内のはたらきによってカリウム（イオン）が細胞内外を移動することで、血清カリウム濃度は一定に保たれ生命活動は維持されます。そして最終的には余分なカリウムの90％が尿中に、残り10％が便中に排出されます。

このようなさまざまなしくみにより、血清カリウム濃度は綿密に調節されています。そのため、健康な人がカリウム含有量の多い食物、たとえばバナナを10本食べたとしても危険な高カリウム血症になることはありません。バナナ1本は約10mEqのカリウムを含み、10本では100mEqものカリウムが体内に入ることになります。しかし、腎臓のカリウム排泄能は最大約500mEq/日ととても大きいので、たとえ1日50本のバナナを食べたとしても、腎機能が正常であれば問題ありません。

腎機能が正常な人が高カリウム血症になることはほとんどありませんが、腎機能が悪い人はカリウム（イオン）を十分に排泄できないため、高カリウム血症になりやすくなります。そこで腎不全患者の栄養食事指導では、カリウムを多く含む食物の摂取量に気をつけるよう説明します。

ナトリウムイオン

ナトリウムイオンの体内分布

電解質異常といえば高カリウム血症を思い浮かべる人が多いかもしれません。しかし実際は、ナトリウム濃度の変動のほうが生理的影響があります。

たとえば、ナトリウム濃度が10％変動（例：140→126、140→154）すると、脱力や意識障害を発症します。一方、カリウム濃度が20％変動（例：4.0→3.2、4.0→4.8）しても、際立った臨床症状を呈しません。つまり、私たちはナトリウム濃度の変化にとても敏感であり、血清ナトリウム濃度を±1～2％という非常に狭い範囲に調節する能力があります（図2）。

カリウムやカルシウムには濃度を感知するセンサーがありますが、ナトリウムにはそのようなセンサーは存在しません。そのかわり、ナトリウム濃度の変動は浸透圧センサーによって感知されます。私たちの体には、細胞外液の浸透圧と量の変化を感知して正常に戻すメカニズムがあり、それにより体液の恒常性は維持されています。食塩の摂取量が増えると一時的に体重増加や血圧上昇がみられますが、尿中へのナトリウムの排泄が増加することにより、やがて体重や血圧はもとに戻ります。このようにナトリウムの排泄はおもに腎臓で調節され、ナトリウムは体液の恒常性を一定に保つうえで重要なはたらきを担っています。

ナトリウムの正常値と異常値

血清ナトリウム濃度の正常値は135～145mEq/Lです。低ナトリウム血症の原因に

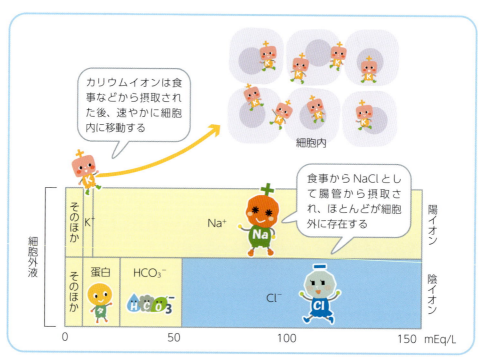

図2　血漿中のナトリウム・カリウム・クロールの分布
細胞外液中の陽イオンではナトリウムイオンが最多で、陰イオンではクロールが最多である。カリウムイオンはほとんどが細胞内に存在する。

はナトリウムの喪失（尿や汗などの体液の喪失）、低張液の投与、水の過剰摂取や排泄障害があり、相対的なナトリウムの減少がみられます。120mEq/L以下は重症となり、中枢神経症状（意識障害、間代性けいれん、頭痛など）や中枢神経の易刺激性（けいれん、筋硬直、腱反射亢進など）などの症状がみられます。

　高ナトリウム血症は、相対的に血清ナトリウム濃度が上昇した状態です。原因として水の減少、ナトリウム過剰投与、細胞内への水シフトなどがありますが、ほとんどの場合は飲水が行えないことによる体内の水分の減少が原因となります。通常であれば口渇を自覚することで水分を摂取し改善しますが、もともと認知機能障害やなんらかの疾患による意識障害がある場合、口渇感が障害され自覚できないこともあります。症状には、中枢神経症状（意識障害、脳出血、くも膜下出血など）、けいれんや易刺激性、高熱、過換気などがあります。

クロールイオン

クロールイオンの役割

　電解質である塩化ナトリウム（NaCl）は、生体内でナトリウムイオンとクロールイ

オン（塩素イオン）に解離します。クロールは細胞外液および間質液にそのほとんどが存在し、総陰イオンのなかで最多の60〜70%を占めます（図2）。生体内へは食塩（NaCl）として摂取され、排泄においてもナトリウムと同じような動態をとり、ナトリウム代謝と塩化ナトリウム代謝は同義として扱われることが多いです。

　クロールは、体液の恒常性維持、浸透圧調節、酸塩基平衡調節のほかに、細胞内外移動による神経や筋肉の興奮性の抑制、細胞移動や小胞輸送、骨吸収などの生体機能にかかわっています。クロールは、ナトリウムやカリウムと比較すると地味なイメージがあるかもしれませんが、陰イオンとして生体内で重要なはたらきを担います。

クロールの吸収と排泄

　クロールは、おもに食事中の食塩から吸収されることで体内に入り、おもに腎臓で排泄されます。また、胃からも塩酸（HCL）として分泌されます。塩酸は、胃の壁細胞から分泌されたクロールが水素イオン（H^+）と結合し合成され、いわゆる胃酸として食事の消化酵素としてはたらきます。

クロールと酸塩基平衡

　クロール濃度の変化はナトリウム濃度と連動するため、ナトリウムとともに体内の水分量と密に関連し変化します。そのため、ナトリウム濃度低下に随伴して低クロール血症を、ナトリウム濃度増加に随伴して高クロール血症を認めます。ナトリウム濃度と連動せずに変化する原因には、同じ陰イオンである重炭酸イオンなどの変動による酸塩基平衡の異常によるものがあります。

　低クロール血症の原因には、嘔吐による胃液の喪失に伴うクロール喪失、原発性アルドステロン症、利尿薬投与、代謝性アルカローシス、呼吸性アシドーシスなどがあります。高クロール血症の原因には、クロールの過剰投与（生理食塩液や高クロール含有アミノ酸輸液）、代謝性アシドーシス（下痢、尿細管性アシドーシス）、呼吸性アルカローシス（過換気）などがあります。

引用・参考文献

1) 渡辺朔太郎. ナースが書いた 看護に活かせる輸液ノート. 東京, 照林社, 2017, 120p.
2) 北岡建樹. Q子と学ぶ輸液の知識："なんとなく苦手"から"わかった！". 東京, ぱーそん書房, 2015, 220p.
3) 藤田芳郎ほか. "水電解質の診かた考え方". 研修医のための輸液・水電解質・酸塩基平衡. 藤田芳郎ほか編. 東京, 中外医学社, 2015, 169-211.
4) 木村玄次郎. 高血圧における水と塩. 成人病と生活習慣病. 44 (10), 2014, 1195-201.
5) サビロヴ ラヴシャンほか. クロライドチャネルの構造と機能. 神経研究の進歩. 47 (2), 2003, 192-203.
6) Berend, K. et al. Chloride : the queen of electrolytes? Eur. J. Intern. Med. 23 (3), 2012, 203-11.
7) 山川正人. "水排泄によるNa濃度の調節とその障害". 腎臓ナビ：腎臓が好きになる 総合診療のためのガイドブック. 東京, シービーアール, 2019, 107-31.
8) 富野康日己. "血清Kの異常". メディカルスタッフのための腎臓病学. 改訂2版. 東京, 中外医学社, 2017, 12.
9) 医療情報科学研究所編. 病気がみえる：腎・泌尿器. 第2版. 東京, メディックメディア, 2014, 352p.

マグネシウムイオン、リン酸イオン、カルシウムイオン

加藤美帆 東京医科大学腎臓内科学分野助教
森山能仁 東京医科大学腎臓内科学分野教授

マグネシウムイオン

マグネシウム（Mg）、リン（P）、カルシウム（Ca）は体内の主要な無機質で、私たち人間の体をつくる材料として、なくてはならない大切なものです（図1）。

マグネシウムの体内分布

マグネシウムは、カルシウム、カリウム（K）、ナトリウム（Na）に次いで体内で4番目に多いイオンです。カルシウム、リンとともに骨形成や体内のエネルギー代謝のサポートをするほか、酵素活性、神経・筋伝導など生体に重要な役割を有します。

体内には約25gのマグネシウムが蓄えられ、そのうちの90%以上が骨もしくは筋肉中に存在します。実際には約65%が骨に、約27%が筋肉などの軟部組織に、7%がそのほかの組織に、そして残りの約1%が細胞外液中に存在します。すなわち、血液検査における血清マグネシウム濃度は、細胞外液中に存在する体内分布の1%にあたるわずかなマグネシウムの濃度を表します。

マグネシウムの異常

低マグネシウム血症では、全身倦怠感、筋力低下、振戦、テタニー、不整脈などの症状を認めます。原因として、マグネシウムの摂取不足、吸収不良症候群、アルコール中毒や長期にわたる下痢などがあります。

高マグネシウム血症の原因は、腎機能低下に伴うマグネシウム排泄低下が多く、マグネシウム含有薬の内服が要因となっていることがあります。とくに慢性腎臓病患者や透析患者は、他院からの処方についても確認が必要です。マグネシウムを多く含む薬には、マグネシウム含有の制酸薬や下剤、気管支拡張薬であるテオフィリンや、抗うつ薬である炭酸リチウムなどがあります。ドラッグストアなどで簡単に手に入る市販の下剤やサプリメントにもマグネシウム含有のものがあるため、使用に関する聴取が大切です。

血清マグネシウム濃度が4.8mg/dLを超えると、傾眠傾向や意識障害などの中枢神経症状、低血圧や徐脈、心伝導系ブロック、呼吸抑制などの心臓および呼吸器症状、深部腱反射消失や筋麻痺、筋弛緩などの神経・筋症状といったさまざまな症状が現れ

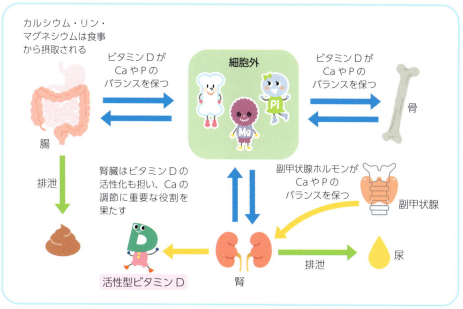

図1 体内のカルシウム・リン・マグネシウムの調節

ます。血清マグネシウム濃度が12.0mg/dL以上の重症例では、心停止が起こることもあります。

リン酸イオン

リンの体内分布と恒常性

リンは、骨や歯牙、軟部組織の形成、細胞膜の構成、体内のエネルギー源であるアデノシン三リン酸（adenosine triphosphate；ATP）やデオキシリボ核酸（deoxyribonucleic acid；DNA）などの構成要素であるイオンです。

成人の体内には、体重の約1％にあたる約700gのリンが存在し、その約85％は骨に分布しています。残りの約15％は細胞内に存在し、細胞外に存在するのは全体のわずか約1％です。血液検査で測定される血清リン濃度は、細胞外液中に存在するリンのなかの、さらに30％の無機リンをみています（残りの70％は有機リンとして存在）。食事から摂取されたリンは、腸管（おもに小腸）から体内に吸収され、便や尿から排泄されます。そして、腎臓、骨、腸管で、その恒常性が調節されています。

リンを多く含む食品（図2）

腎不全や副甲状腺機能低下症では、尿中排泄が低下し血清リン濃度が上昇します。その結果、血管の石灰化や、骨粗鬆症を起こします。食事とリンには密接な関係があり、慢性腎臓病の患者には、食事から摂取するリンを減らすよう栄養食事指導を行う

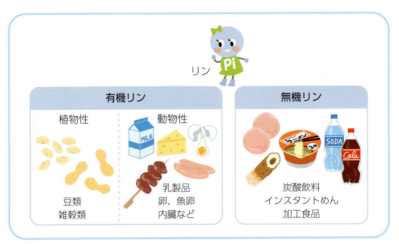

図2　リンの分類と多く含む食品

ことが重要です。

　リンは大きく分けて、たんぱく質と結合する有機リンとそうでない無機リンに分類されます。有機リンには植物性食品と動物性食品があります。植物性食品は、豆類や雑穀類（ナッツなど）です。動物性食品には、牛乳、ヨーグルト、チーズなどの乳製品、鶏卵、いくら、たらこなどの魚卵系、レバーなどの内臓、魚の干ものや小魚などがあります。無機リンは、炭酸飲料やインスタントめんのほかに、ハム、ベーコン、ソーセージ、練りものなど加工食品の食品添加物に多く含まれます。

　それぞれ体内への吸収率が異なり、植物性食品は20〜40％、動物性食品は40〜60％、食品添加物は90％以上の吸収率です。吸収率がより高いリンを含む食品を控えることが重要です。とくに食品添加物に含まれるリンは吸収率が高いため、摂取量が少量でも注意が必要です。手軽に手に入り調理が簡単な食品が多いため、独居や自炊が困難となる背景がある患者などには、食品の選び方の指導が必要です。

　一方で、リンはたんぱく質に多く含まれるため、過度なリン制限によりたんぱく質摂取量が低下し、低栄養の一因となる可能性があります。近年、フレイルなどがトピックスとなっており、とくに高齢者では注意を払う必要があります。一概にリンを含む食品を禁止するのではなく、たんぱく質に対するリン含有の割合が低い食品やリン吸収率の低い食品をすすめるなど、その人の年齢や状態にあわせた栄養食事指導の工夫が必要です。

FGF-23の心血管病促進作用

　近年、リンの蓄積に対して、骨から分泌される線維芽細胞増殖因子23（fibroblast growth factor 23；FGF-23）が近位尿細管のⅡ型Na-P共輸送体（NPT2）の発現を減

らしてリン再吸収を抑制するため、慢性腎臓病末期までリン濃度が上昇しないことがわかりました。しかし、線維化により心筋リモデリングを促進するという欠点もあります。心筋リモデリングとは、名前のとおり心筋の再構築を示します。長期の高血圧罹患や心筋梗塞などの心負荷により、心筋が恒常性を維持するために心筋リモデリングとして心筋肥大や拡張を認め、酸素の消費量増加や心筋収縮能、拡張能が低下します。高リン血症は心血管病や生命予後不良のリスクファクターですが、これは血管石灰化だけでなくFGF-23による心筋リモデリングも関係していると考えられています。

近年、ファストフードや加工食品の消費増加とともにリン摂取量が増加し、健常人でもFGF-23の血中濃度が増加しています。今後は心血管病予防のために、血圧、脂質、喫煙、肥満、糖尿病などの従来のリスクファクターのコントロールに加え、日常的な栄養食事指導によりリン摂取量を減らしてFGF-23を増加させないことも重要になりそうです。

リンの異常

血清リン濃度が2.5mg/dL以下になると、細胞機能の低下から全身の神経や心臓、筋肉や骨格などの異常をひき起こします。具体的には、意識障害やけいれんなどの神経症状、不整脈や心不全などの心血管障害、筋萎縮や呼吸筋障害、嚥下機能低下、筋痛などの神経および筋症状、貧血、白血球や血小板の機能低下などの血液異常、イレウスなどの消化器症状などがあります。

高リン血症に関しては、基本的にそれ自体で特異的な症状を呈することはありませんが、長期間続くと動脈硬化や異所性石灰化、骨粗鬆症、そして心血管系イベントのリスクになります。通常、原因疾患に対する治療にて対応しますが、慢性的に高リン血症が認められる慢性腎不全では、リンを減らした食事療法や経口リン吸着薬の投与など対症療法が中心になります。

カルシウムイオン

カルシウムの体内分布と恒常性

カルシウムは、体内に存在する元素のなかで5番目に豊富で、電解質のなかでは最多です。食事から摂取されたカルシウムは小腸で吸収され、腎臓、骨、腸管で再吸収や貯蔵などを行い、尿や便から排泄され、その恒常性が調節されています。

成人の体内に存在するカルシウムは約1kgあり、99％は骨に分布しています。残りの1％（約10g）は細胞内に存在し、細胞外液中に存在するのは約1gとごくわずかです。骨内のカルシウムは、骨格の強度保持や貯蔵庫として細胞内外のカルシウムを維持する役割を担います。細胞内外、すなわち血液や筋肉中のカルシウムは、神経伝達、

心筋収縮、筋肉の興奮の抑制、細胞分裂・分化、血液凝固などの生命維持に重要なはたらきをしています。

血液中のカルシウム分布は、50％程度が遊離イオン（Ca^{2+}）として存在し、40％程度がアルブミンと結合し、残りの10％程度がクエン酸やリン酸などの無機陰イオンと結合して存在しています。検査値としてよくみる血清カルシウム濃度は、これら3種類をあわせたものです。このうち、体内で生理作用をもち臨床症状に関係があるものは遊離イオンのみです。低アルブミン血症を呈している場合は、アルブミンと結合するカルシウムが減少するため、減少分だけ血清カルシウム濃度が低い値を示します。そのため、低アルブミン血症の存在下で血清カルシウム濃度の高低を正確に評価するには、補正血清カルシウム濃度を算出する必要があります。計算式は以下のとおりで、アルブミン1gにつき1mgのカルシウムが結合しているとみなします。

● 補正血清カルシウム濃度（mg/dL）＝ 血清カルシウム濃度 ＋［4 － 血清アルブミン値（g/dL）］

カルシウムの異常

低カルシウム血症では、認知機能低下、イライラ、うつ、けいれん、錐体外路症状などの中枢神経症状、不整脈などの心血管障害、呼吸症状や消化器症状を生じます。急性では、手指や口唇のしびれなどのテタニー症状が特徴的です。慢性の経過の場合、多くは無症状です。

高カルシウム血症は、一般に補正カルシウム濃度が12mg/dLを超えるあたりから症状が出現します。倦怠感などの全身症状、傾眠、うつ、意識障害などの中枢神経症状、心電図異常、腹痛、嘔吐、膵炎などの消化器症状、尿路結石、多尿、腎機能低下などの尿路系症状を生じます。副甲状腺機能の亢進やビタミンDの作用亢進、悪性腫瘍による骨破壊、薬剤などにより生じます。

引用・参考文献

1) 蒲地正幸ほか. マグネシウムの異常：マグネシウムの欠乏とさまざまな疾患・病態に対するマグネシウム製剤の使い方. INTENSIVIST. 7（3）, 2015, 537-44.
2) 柴垣有吾. "カルシウム・リン・マグネシウム代謝異常の診断と治療". より理解を深める！ 体液電解質異常と輸液. 改訂3版. 東京, 中外医学社, 2007, 192-208.
3) 持田泰寛ほか. 低リン血症：リン補充開始基準, 補充方法とRefeeding症候群. 前掲書1）. 545-54.
4) 花井順一. カルシウム代謝調節機構. 検査と技術. 23（11）, 1995, 909-13.
5) 山川正人. "Ca・Pの調節機構". 腎臓ナビ：腎臓が好きになる 総合診療のためのガイドブック. 東京, シービーアール, 2019, 151-3.
6) 医療情報科学研究所編. "Ca・P・Mg代謝". 病気がみえる Vol.8：腎・泌尿器. 第2版. 東京, メディックメディア, 2014, 96-101.

MEMO

水・電解質輸液の目的と組成

竹内裕紀 東京医科大学病院薬剤部薬剤部長

竹口文博 東京医科大学腎臓内科学分野客員准教授

はじめに

　体液量は、通常の範囲内の変化であれば、体内の浸透圧調節系や容量調節系などの体液調節機構がはたらき、尿量を調節することによって体液の組成（細胞外液・細胞内液）が正常に保たれます（10ページ参照）。そのため、日常では体内に取り込まれる水分量（飲食物）と体外に排泄される水分量（尿、不感蒸泄、便）のあいだでバランスがとれています。しかし、脱水症、嘔吐・下痢、発熱などの大量発汗による水分・電解質喪失、酸塩基平衡異常、出血や熱傷などによる循環血漿量減少、手術、慢性消耗性疾患、経口摂取困難のような場合には、体内の調整機構では対処しきれなくなるため、輸液が必要となってきます。水・電解質輸液製剤は図1に示すように分類されます。

水・電解質輸液を使用するにあたっての基礎的知識

　水・電解質輸液を考える場合には、体内における細胞内液と細胞外液間の水の移動がナトリウムイオン（Na^+）の影響を受けることを理解する必要があります。

　血漿と間質液からなる細胞外液のナトリウムイオン濃度は、臨床検査値（血漿濃度）の正常値である 140mmol/L ＝ 140mEq/L 程度です。このナトリウムイオン濃度が細胞膜（半透膜：水分は自由に通過できるがナトリウムイオンなどの電解質は制御される）を介して、細胞外液の浸透圧を維持しています。すなわち、血漿の浸透圧はおもな陽イオンであるナトリウムイオンと対をなす陰イオンが担っており、140mEq/L × 2 ＝ 280mEq/L ≒ 280mOsm/L とほぼ血漿浸透圧の正常値になります。

　脱水などでこれらのバランスがくずれた場合に浸透圧差が生じ、水分の移動が起こります。脱水になる場合は多かれ少なかれナトリウムイオンとともに水分が喪失しますが、細胞外液中のナトリウムイオンと水分の喪失割合の違いにより、図2のように脱水症の型が分類されます。この型に応じて水・電解質輸液を選択していきます。

　大量発汗、嘔吐、下痢、尿崩症などでは水分がナトリウムイオンより多く喪失するため、高張性（水欠乏性）脱水症となります。この場合は、ナトリウムイオン喪失にもかかわらず、より多くの水分を喪失していることから、血清ナトリウムイオン濃度は上昇（細胞外液浸透圧高値）し、細胞内から細胞外へ水分移動（細胞内液減少、細胞外液の減少量は小さい）が起こり、細胞外液だけでなく細胞内も脱水症となります。

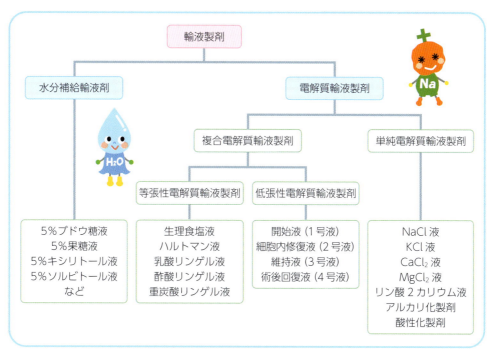

図1　水・電解質輸液製剤の種類

　出血、手術、熱傷などの大量の体液が短時間に喪失する病態では、細胞外液がそのまま欠乏する等張性脱水症が起こります。この場合は、血清ナトリウムイオン濃度は正常で、おもに細胞外液の脱水症になります。

　利尿薬過剰投与や脱水時の不適切治療などでは、細胞外液において相対的にナトリウムイオンが水分より多く喪失する低張性（ナトリウムイオン欠乏性）脱水症となります。この場合は、血清ナトリウムイオン濃度が低下（細胞外液浸透圧低値）し、細胞外から細胞内へ水分移動（細胞内溢水、細胞外液量はさらに減少）が起こります。この場合は細胞外の脱水となる一方で細胞内溢水になります。臨床ではこれらの病態が併存した、いわゆる混合型脱水を示すこともあります。

　また、水・電解質輸液は、電解質の補充を目的に行うこともあります。電解質が大きく欠乏している場合には、高濃度の単純電解質製剤を輸液に加えて補正します。

細胞外液補充液（生理食塩液）と水分補充液（5％ブドウ糖液）を理解する

　水・電解質輸液は多数ありますが、電解質輸液製剤の基本といえる細胞外液補充液の生理食塩液（0.9％NaCl液）と細胞内外の水分補充液である5％ブドウ糖液の性質

を理解することで、水・電解質輸液の選択ができるようになります。この2つの輸液製剤を血管内に投与すると、体内への水分の分布状態に違いがみられます（図2）。

　生理食塩液は浸透圧が血漿と同程度であるため、細胞外液のみを増加させます。一方5%ブドウ糖液は、投与時の浸透圧は血漿浸透圧と同程度ですが、体内に入って速やかに代謝され、その浸透圧効果を失っていきます。そのため、細胞内外の水分分布比率である「細胞内液：細胞外液（間質液）：細胞外液（血漿）＝8：3：1」どおりに水分が分布し、細胞内液と細胞外液の両方の水分を増加させます。

　低張性電解質輸液製剤（1～4号液）は、生理食塩液（Na^+ 154mEq/L）のナトリウムイオン濃度を低下させた製剤で、ナトリウムイオンの浸透圧効果を低下させることで、細胞内へも水分を補給できるようにした製剤です。1号液（Na^+ 77mEq/L程度）が1/2生理食塩液で、この号番号が大きい製剤ほど、ナトリウムイオン濃度はより低く、5%ブドウ糖液（Na^+ 0mEq/L）に近づいていき、より細胞内の水分を増加させます。この基本な特徴を理解しておけば、水・電解質輸液の選択はむずかしくありません（図2、表）。

各種水・電解質輸液製剤の特徴

細胞外液補充液（等張性電解質輸液製剤）

　総電解質、浸透圧が細胞外液、血漿とほぼ等しく、おもに循環血流量（細胞外液）欠乏、電解質欠乏性脱水症（出血、ショック状態、手術、熱傷、外傷時など）で使用します。

　臨床で使用する細胞外液補充液には、生理食塩液とアルカリ化剤加リンゲル液があります。生理食塩液は細胞外液の電解質をすべてナトリウムイオン、クロールイオン（Cl^-）に置き換えた製剤です。アルカリ化剤が入っていないため、大量投与により希釈性アシドーシスを生じやすいという問題があります。

　アルカリ化剤加リンゲル液は、生理食塩液のナトリウムイオンを減らし、カリウムイオン（K^+）、カルシウムイオン（Ca^{2+}）を加えたリンゲル液にアルカリ化剤を加え、クロール濃度をより細胞外液に近づけた製剤です。ナトリウムイオン濃度はやや低いですが、血漿の電解質組成にもっとも近く汎用されています。経口摂取不能の場合など輸液を必要とする病態では、水・電解質とともにエネルギーを補充するため5%の糖質を配合した、糖加乳酸リンゲル液も使用されます。アルカリ化剤の種類により、乳酸リンゲル液（ハルトマン液）、酢酸リンゲル液、重炭酸リンゲル液があります。

低張性電解質輸液製剤

　細胞外液補充液はナトリウムイオン含有量が多いため、単独で大量投与すると、①ナトリウムイオン負荷量が多くなってしまう、②細胞内に水分がいかなくなってしま

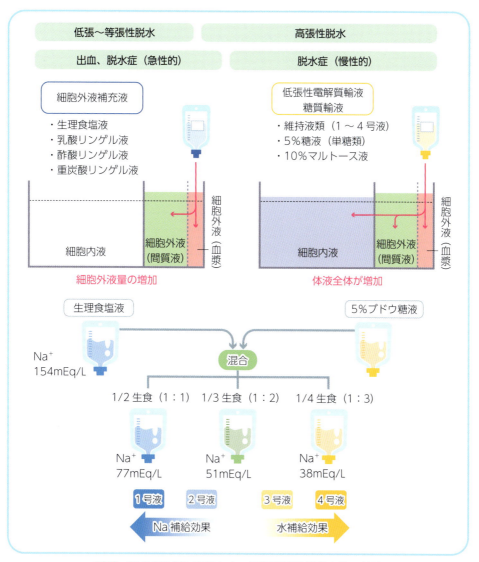

図2 脱水症の型に応じた水・電解質輸液製剤の使い分け

うという2つの理由で、細胞内水分の補給に問題が生じます。そこで、ナトリウムイオン濃度を抑え、適度に電解質を補給でき、同時に細胞内水分の供給を可能とする低張性電解質輸液製剤が必要となります。

低張性電解質輸液製剤の特徴は以下の3つです。
①電解質の浸透圧が血漿浸透圧よりも低張なので、細胞内に水分が移動し細胞内にも水分の補充ができる。
②電解質濃度が低張であるため、電解質を細胞内に補充できる。

表　水・電解質輸液製剤の特徴

	細胞外液補充液		
体液分布	細胞外液にのみ分布 →細胞外液量の水・電解質を増加		
製剤（分類）名	生理食塩液	乳酸リンゲル液	1号液（開始液）
Na（mEq/L）	154	130	77（77〜90）
K（mEq/L）	0	4	0
乳酸塩（mEq/L）	0	28	0または20
各輸液（1L）投与した場合の水分分布	細胞内液：8／細胞内液：4 750mL／250mL 間質液：3／血漿：1		細胞内液：8／細胞内液：4 Na90mEq/Lの場合　333mL／500mL／167mL 間質液：3／血漿：1
組成、濃度	・細胞外液の電解質をすべてNa、Clに置き換え、血漿よりNa、Cl濃度は高い ・アルカリ化剤が入っていないため、大量投与でアシドーシスになりやすい	・生理食塩液のNaを減らし、K、Caを加えた ・アルカリ化剤として乳酸Naを加え、Cl濃度をより細胞外液に近づけた ・Na濃度がやや低いが、血漿の電解質組成に近い ・アルカリ化剤の異なるもの（酢酸リンゲル液、重炭酸リンゲル液）がある	・1/2生食液で生食と5％ブドウ糖を等量混合している
使用目的など	・循環血流量欠乏、電解質欠乏性脱水症などに使用 ・激しい嘔吐（酸が失われる）を起こした場合に適する	・循環血流量欠乏、電解質欠乏性脱水症などに使用 ・激しい下痢（アルカリに富んだ腸液が失われる）に適する	・Naと水の割合が適度で、両方をほどよく補充でき、水欠乏型かNa欠乏型か不明時でも使用できる
Kについて		・Kは血漿濃度と等しい	・Kを含まないため、病態不明時の水・電解質補給

Nutrition Care 2024 秋季増刊

	低張性電解質輸液			5%単糖類輸液
	Na 濃度に応じて細胞内外に分布 →細胞内液・外液両方の水・電解質増加			細胞内外の分布割合どおりに分布→細胞内液・外液両方の水増加
	2 号液（細胞内修復液）	3 号液（維持液）	4 号液（術後回復液）	5%ブドウ糖液
	60（60〜84）	50（35〜50）	30	0
	25	17〜20	0	0
	25	20	10	0
		細胞内液：8 445 mL / 細胞内液：4 間質液416 mL / 血漿139 mL（Na35mEq/L の場合）		細胞内液：8 667 mL / 細胞内液：4 間質液250 mL / 血漿83 mL
	・1 号とほぼ同じだが、細胞内に多い電解質（K、Mg、P、乳酸）を含む	・1/3〜1/4（生食）等張液で、維持輸液として無難な Na 濃度	・3 号液より Na 濃度が低く、K を抜いた液	・体内で速やかに代謝されて（H_2O と CO_2）浸透圧効果を失うため、細胞内にも水分を補給できる
	・低張性脱水での細胞内電解質の補充が目的	・2L の輸液で、1 日に必要な水・電解質が補給できる	・電解質濃度が低く、細胞内への水補給効果が大きい	・細胞内外の水分分布比率どおりに分布し、水分を補給する
	・K 濃度は高い	・2L の輸液で 1 日に必要な K の補給ができる	・K を含まないため、高カリウム血症や腎機能障害で K 投与を控えたいときに有用	

第1章 水・電解質・酸塩基平衡の "ニガテ" 解消！

③生理食塩液と5％ブドウ糖液で成り立っていて、配合を変えることで1～4号液になっている。1号液は電解質の補給効果が大きく、号が大きくなっていくにつれ、ナトリウムイオン濃度が低く、5％ブドウ糖液の割合が大きくなるため、水分の補充効果が大きくなる。もっともよく使用される3号液には、エネルギー供給を高めるため、ブドウ糖濃度を高めた製剤もある。

5％ブドウ糖液（5％単糖類輸液）

体内に水分だけを輸液で補充したい場合に、もしも注射用水のような水そのものを大量に静脈内投与すれば、浸透圧の関係から細胞が膨張し、細胞の破壊（赤血球の場合は溶血）が起こってしまいます。そのため、輸液製剤は少なくとも血漿浸透圧と等張性ないしそれ以上の浸透圧をもたなければなりません。そこで、水分だけを補充する目的の場合は、水分に5％の単糖を添加することで浸透圧を等張性にした5％ブドウ糖液がおもに使用されます。

前述した低張性電解質輸液製剤でも細胞内への水分補給は可能です。5％ブドウ糖液以外に5％単糖類輸液ではフルクトース液、キシリトール液、ソルビトール液があります。2糖類であるマルトース液は10％製剤が等張性製剤となります。

おわりに

水・電解質輸液は細胞外液補充液、維持輸液（1～4号）、5％ブドウ糖液の順序でナトリウムイオン濃度（浸透圧）が低くなります。その順に細胞外液補充から細胞内液への水分補充割合が高くなることを理解し、適切な水・電解質輸液が選択できるようにしてください。

MEMO

栄養輸液の目的と組成

9

三澤翔 東京医科大学病院薬剤部
竹口文博 東京医科大学腎臓内科学分野客員准教授

静脈栄養法（PN）

静脈栄養法（parenteral nutrition；PN）は、手術前後や全身状態が不良な場合など、消化管が安全に使用できないときや患者の経口摂取が十分ではないときに用いられます。

輸液を投与する血管の太さによって、末梢静脈内に栄養素を投与する末梢静脈栄養法（peripheral parenteral putrition；PPN）と、中心静脈内に栄養素を投与する中心静脈栄養法（total parenteral nutrition；TPN）に分けられます。PNに用いられる糖・アミノ酸・脂肪・微量栄養素を含む輸液を栄養輸液といいます。本稿では、末梢静脈栄養法と中心静脈栄養法に使用される栄養輸液について解説します。

末梢静脈栄養法（PPN）

PPNは、前腕部の橈側皮静脈や尺側皮静脈などの末梢血管に静脈留置針を留置して栄養輸液を投与する方法です。PPNでは水分量や糖・アミノ酸濃度などに制限があるため、1日1,200kcal程度が上限となります。生体に必要な栄養素をPPNのみで補うのは困難であるため、栄養状態が比較的良好な場合の栄養維持として選択されます。PPN単独での栄養管理は最大でも2週間程度です。

PPNは末梢静脈から簡便に投与できることがメリットですが、TPNと比べて細い血管を使用するため、血管痛や静脈炎の発生に注意が必要です。末梢から投与できる輸液の浸透圧比は約3（浸透圧800～1,000mOsm/kgH$_2$O）が限界とされており、高濃度の輸液を投与することで血管痛・静脈炎のリスクが高まります。

PPNで使用される輸液には、高濃度アミノ酸液や糖加低濃度アミノ酸液、脂肪乳剤などがあります。アミノ酸を含む糖電解質液を基本とし、ビタミン製剤を加えることが推奨されています[1]が、保険診療ではPPNで総合ビタミン剤や微量元素製剤を投与することは認められておらず、一部の水溶性ビタミン剤しか使用できないのが現状です。現在、わが国ではさまざまな末梢静脈栄養輸液製剤が市販されていますが、キット製剤として使用されるものは、アミノ酸加総合電解質液とアミノ酸・ビタミンB$_1$（水溶性ビタミン）加総合電解質液に大別されます。

中心静脈栄養法（TPN）

TPNは、上大静脈や下大静脈などの中心静脈と呼ばれる太い静脈に、カテーテルを留置し栄養輸液を投与する方法です。TPNのメリットは、PPNと比べて高濃度の輸

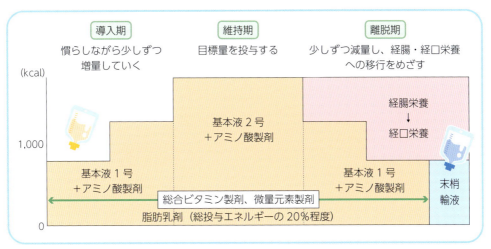

図　TPN製剤の組み合わせイメージ

液を投与するため、十分量の栄養素を経静脈的に投与できることです。食事や経腸栄養を併用することでTPNの投与エネルギー量が総投与量の60％未満になっている場合は、補完的中心静脈栄養（supplemental parenteral nutrition；SPN）と呼びます。一方でTPNのデメリットは、中心静脈カテーテルの挿入手技が末梢静脈留置針の留置よりも難易度が高いこと、カテーテル関連感染症を発症しやすいことです。

　米国静脈経腸栄養学会（ASPEN）ガイドラインでは、PNの施行期間が2週間以上の場合はTPNの適応とされています。しかし、それより短期間であればPPNでよいというわけではなく、患者の栄養状態が不良な場合や必要エネルギー量・アミノ酸量が多い場合には、短期間であってもTPNが推奨されています。

　TPNは糖・電解質液、アミノ酸製剤、高カロリー輸液用総合ビタミン剤、高カロリー輸液用微量元素製剤の混合液を基本組成とします。わが国ではさまざまな組み合わせの高カロリー輸液用キット製剤が市販されていますが、病態を考慮して個々の製剤を組み合わせて使用します（図）。

輸液製剤

静脈栄養法で使用される輸液製剤の組成を表に示します。

アミノ酸加総合電解質液

　PPNで用いられる7.5％ブドウ糖と約3％のアミノ酸が配合された輸液製剤（プラスアミノ®輸液など）です。ビタミンB_1や水溶性ビタミン9種をあらかじめ配合したアミノ酸・ビタミンB_1（水溶性ビタミン）加総合電解質液（ビーフリード®輸液やパレプラス®輸液）も市販されていますが、使用する際にはビタミンB_1欠乏症を予防する

表　静脈栄養で使用される輸液製剤の組成一覧

	商品名	糖（W/V%）	アミノ酸（g）
アミノ酸加総合電解質液	プラスアミノ®輸液 ビーフリード®輸液 パレプラス®輸液 エネフリード®輸液	7.5	13.57 30.00 15.00 30.00
高カロリー輸液用キット製剤	フルカリック®1号輸液 フルカリック®2号輸液 フルカリック®3号輸液 ピーエヌツイン®1号輸液 ピーエヌツイン®2号輸液 ピーエヌツイン®3号輸液 ミキシッド®L輸液 ミキシッド®H輸液 エルネオパ®NF1号輸液 エルネオパ®NF2号輸液	13.29 17.45 22.67 12.00 16.36 20.87 12.20 16.70 12.00 17.50	20.00 30.00 40.00 20.00 30.00 40.00 30.00 30.00 20.00 30.00
高カロリー輸液用基本液	ハイカリック®液-1号 ハイカリック®液-2号 ハイカリック®液-3号 ハイカリック®RF輸液	17.1 25.0 35.7 50.0	
アミノ酸製剤	モリアミン®S注 アミパレン®輸液 プロテアミン®12注射液 キドミン®輸液 アミノレバン®点滴静注		16.86 40.00 22.72 14.41 39.93
総合ビタミン製剤	マルタミン®注射用 オーツカMV®注		
微量元素製剤	エレメンミック®注 アセレンド®注		
脂肪乳剤	イントラリポス®輸液		

ために、ビタミン B_1 が添加されているかをかならず確認する必要があります。また、高血糖を抑制するため、ブドウ糖投与速度を 5mg/kg/ 分（侵襲時は 4mg/kg/ 分）以下にする必要があります[2]。

高カロリー輸液用基本液

TPN の基本となる、ブドウ糖と電解質を配合した輸液（ハイカリック®液やハイカリック®RF 輸液など）です。

ブドウ糖の配合濃度の違いによって複数の製剤が市販され、患者の病態に応じて必

＊は複数規格・複数用量あり

浸透圧比	脂肪（%）	総熱量 (kcal)	ビタミン	微量元素	容量 (mL)
3		204			500 *
		420	ビタミン B$_1$		1,000 *
		210	水溶性ビタミン 9 種		500 *
	1.8	620	水溶性ビタミン 9 種		1,100 *
4		560	13 種		1,354.5 *
5		820	13 種		1,504.5 *
6		1,160	13 種		1,103
4		560			1,000
5		840			1,100
7		1,160			1,200
4	1.7	700			900
5	2.2	900			900
4		560	13 種	5 種	1,000 *
6		820	13 種	5 種	1,000 *
4		480			700
6		700			700
8		1,000			700
11		1,000			500 *
3		67			200
3		160			400 *
5		90			200
2		58			200 *
3		160			500 *
			13 種		
			13 種		
				5 種	2
				セレンのみ	2
1	20% *	200			100 *

要な輸液を選択します。基本液には糖・電解質とごく一部の微量元素しか含まれていないため、かならず病態に応じたアミノ酸製剤、高カロリー輸液用総合ビタミン製剤や高カロリー輸液用微量元素製剤と混合して使用します。

アミノ酸製剤

アミノ酸製剤は総合アミノ酸製剤、高濃度分岐鎖アミノ酸製剤、肝不全用アミノ酸製剤、腎不全用アミノ酸製剤、小児用アミノ酸製剤に分けられます。

安定した状態から中等度までの侵襲下の状態の患者には、総合アミノ酸製剤とし

て、鶏卵あるいは人乳のアミノ酸パターンに近く必須アミノ酸と非必須アミノ酸の比（E/N 比）を約 1 にした製剤（プロテアミン®12 注射液など）を使用します。

術後や外傷・熱傷など侵襲時には、高濃度分岐鎖アミノ酸製剤として E/N 比・分岐鎖アミノ酸含有率を向上させた製剤（アミパレン®輸液など）を使用します。

肝不全時には、分岐鎖アミノ酸を増量して芳香族アミノ酸を減量した製剤である肝不全用アミノ酸製剤（アミノレバン®点滴静注など）を、肝性脳症を改善させる目的で投与します。

腎不全用アミノ酸製剤（キドミン®輸液など）は、腎機能障害時に排泄が障害される窒素（N）の含有量をエネルギーの割合に対して低くした製剤です。おもに透析導入前の保存期腎不全患者に対し、窒素負荷の回避とアミノ代謝環境の改善目的で投与されます。

1 日の必要たんぱく質量は通常 0.8 ～ 1.0g/kg/ 日程度ですが、外傷や熱傷、重症感染症などの侵襲時は蛋白異化亢進状態のため、通常より多い 1.2 ～ 2.0g/kg/ 日のたんぱく質を投与することもあります。一方で、保存期の慢性腎臓病（chronic kidney disease；CKD）患者ではたんぱく質の摂取を制限することで腎機能低下が抑制されることから、0.6 ～ 0.8g/kg/ 日に制限することを検討します。ただし、たんぱく制限は画一的な制限を推奨するものではなく、症例ごとに必要なたんぱく質量を検討することが望ましいとされています[3]。とくに急性期では、たんぱく制限を考慮しません。

なお、効率よくアミノ酸が蛋白合成に使用されるための指標として、非蛋白カロリー / 窒素比（NPC/N 比）という概念を用います。通常、NPC/N 比が 150 ～ 200 で蛋白合成の効率が高いとされていますが、侵襲時には蛋白異化亢進のために 100 前後と低値に設定します。一方、保存期慢性腎臓病患者では NPC/N 比を 300 以上と高めに設定することがあります。

脂肪乳剤

脂質は 1g あたり 9kcal と効率のよいエネルギー補給を可能とする栄養素であり、エネルギー補給と必須脂肪酸を供給する目的で用います。わが国では経静脈投与用の脂肪乳剤として精製ダイズ油を用いた製剤（イントラリポス®輸液）が臨床で使用されています。

脂肪乳剤は、他剤と混合すると粒子が粗大化する可能性があるため、原則として単独で投与します。ただし、ほかの投与経路が確保困難な場合には、糖・電解質・アミノ酸・ビタミン・微量元素のみが混合されている場合に限り、側管からの同時投与が考慮されます。また、脂肪乳剤の投与速度は中性脂肪として 0.1g/kg/ 時以下とされ[4]、この速度を順守することで血中トリグリセリド上昇などの有害事象の発症を抑えることができるといわれています。

高カロリー輸液用総合ビタミン製剤

　ビタミンは正常な生理機能を維持するために必須の有機化合物であり、水溶性と脂溶性に分けることができます。ビタミンには欠乏症と過剰症がありますが、水溶性ビタミンは尿中に排泄されやすいため、腎不全患者以外では過剰症にはなりません。わが国で市販されているTPN用のビタミン製剤（マルタミン®注射用など）には、水溶性ビタミン9種類（ビタミンB_1、ビタミンB_2、ビタミンB_6、ビタミンB_{12}、ビタミンC、ナイアシン、パントテン酸、ビオチン、葉酸）、脂溶性ビタミン4種類（ビタミンA、ビタミンD、ビタミンE、ビタミンK）の計13種類が含まれています。

高カロリー輸液用微量元素製剤

　微量元素は生体内で酵素などの活性中心としてはたらいているため、さまざまな代謝に関与しています。わが国では鉄・マンガン・亜鉛・銅・ヨウ素を含んだ微量元素製剤（エレメンミック®注など）、セレンのみを含んだ微量元素製剤（アセレンド®注）が市販されています。

　これらのビタミン・微量元素製剤は、糖質輸液やアミノ酸輸液を組み合わせてTPNを施行するときにかならず併用する必要があります。とくにビタミンB_1欠乏はウェルニッケ脳症や乳酸アシドーシスなどの重篤な合併症をひき起こす可能性があるため、キット製剤を使用する際もビタミンや微量元素が配合されているか注意が必要です。

高カロリー輸液用キット製剤

　糖・電解質・アミノ酸があらかじめ配合されたTPN用の輸液製剤（エルネオパ®NF輸液やフルカリック®3号輸液など）です。

　さまざまな製剤が市販されていますが、糖・アミノ酸の配合濃度やビタミン・微量元素・脂肪乳剤の配合の有無は製剤によって異なります。使用の際には不足する栄養素がないかを確認する必要があります。

引用・参考文献

1）日本静脈経腸栄養学会編. 静脈経腸栄養ガイドライン. 第3版. 東京, 照林社, 2013, 488p.
2）Rosmarin, DK. et al. Hyperglycemia associated with high, continuous infusion rates of total parenteral nutrition dextrose. Nutr. Clin. Pract. 11（4）, 1996, 151-6.
3）日本腎臓学会. サルコペニア・フレイルを合併した保存期CKDの食事療法の提言. 日本腎臓学会誌. 61（5）, 2019, 525-56.
4）Iriyama, K. et al. Elimination rate of fat emulsion particles from plasma in Japanese subjects as determined by a triglyceride clamp technique. Nutrition. 12（2）, 1996, 79-82.

10

そのほかの輸液の目的と組成

添田博 東京医科大学病院薬剤部
そえだひろし

竹口文博 東京医科大学腎臓内科学分野客員准教授
たけぐちふみひろ

はじめに

　これまでに、電解質輸液や栄養輸液などを紹介してきましたが、電解質補正や栄養投与の目的以外で使用される輸液もあります。そのほかの目的で使用される輸液には、①浸透圧利尿薬として脳圧降下や眼圧降下に使用される製剤、②代用血漿として循環血液量の維持に使用される血漿増量薬などがあります。

浸透圧利尿薬

　高浸透圧物質が腎臓の糸球体でろ過されて尿細管に排出されると、尿細管内浸透圧が上昇します。すると、尿細管内浸透圧を低下させようとして、いったん血管から原尿として尿細管に排出された水分の血管内再吸収（本来は原尿中水分の99％が再吸収される）が抑制されます。結果的に、尿量が増加して体内水分量が減少する現象を浸透圧利尿といいます。

　浸透圧利尿薬とは、尿細管に排出されることで尿細管内浸透圧を上昇させる高浸透圧物質です。浸透圧利尿薬として使用される輸液には、おもにマンニトールを主成分とするものとグリセリンを主成分とするものの2つがあります。それぞれの輸液の代表的な組成や効能・効果を表1に示します。

マンニトールを主成分とする製剤

　マンニトールは体内でほとんど代謝されず、腎臓の糸球体から濾過されます。D-マンニトール（20％マンニットール注射液）やD-ソルビトール・D-マンニトール（マンニットールS注射液）は、生理食塩生の約5倍の高浸透圧液であり、静注後の浸透圧利尿による体内水分量減少を通じて脳圧（頭蓋内圧）や眼圧を降下させます。

　マンニトール製剤は、投与後きわめて短時間で脳圧低下効果を認めます（動物実験では5分後から）。そのため、脳梗塞急性期や脳出血急性期で進行性に頭蓋内圧が亢進している場合や、頭蓋内の圧迫所見に伴い臨床所見が増悪した場合に投与を考慮します。もっとも、エビデンスレベルは比較的弱く、「頭部外傷治療・管理のガイドライン」[1] ではグレードBとされています。

　マンニトール製剤は、急性頭蓋内血腫患者には禁忌です。頭蓋内圧亢進により脳血管が狭小化して一時的に止血されていたものが、頭蓋内圧の減少により再出血する可能性があるからです。頭蓋内血腫の出血源を処置して再出血のおそれがないことを確

表1 浸透圧利尿薬

商品名	20％マンニットール注射液	マンニットールS注射液	グリセオール®注
組成	300mL 中に D-マンニトール　60g	300mL 中に D-マンニトール　45g D-ソルビトール　15g	300mL 中に 濃グリセリン　　30g 果糖　　　　　　15g 塩化ナトリウム　2.7g
浸透圧比 (生理食塩液に対する比)	約5	約5	約7
効能・効果	・術中、術後、外傷後および薬物中毒時の急性腎不全を予防および治療する場合 ・脳圧降下および脳容積の縮小を必要とする場合 ・眼内圧降下を必要とする場合	・脳圧降下および脳容積の縮小を必要とする場合 ・眼内圧降下を必要とする場合 ・術中、術後、外傷後および薬物中毒時の急性腎不全を浸透圧利尿により予防および治療する場合	・頭蓋内圧亢進、頭蓋内浮腫の治療 ・頭蓋内圧亢進、頭蓋内浮腫の改善による下記疾患に伴う意識障害、神経障害、自覚症状の改善 ・脳梗塞（脳血栓、脳塞栓）、脳内出血、くも膜下出血、頭部外傷、脳腫瘍、脳髄膜炎 ・脳外科手術後の後療法 ・脳外科手術時の脳容積縮小 ・眼内圧下降を必要とする場合 ・眼科手術時の眼容積縮小
禁忌	・急性頭蓋内血腫のある患者	・遺伝性果糖不耐症の患者 ・低張性脱水症の患者 ・急性頭蓋内血腫のある患者	・先天性のグリセリン、果糖代謝異常症の患者 ・成人型Ⅱ型シトルリン血症の患者

認しない限り、使用しないこととされています。また、D-ソルビトール・D-マンニトールは、ソルビトールが体内で果糖に変換されるため、遺伝性果糖不耐症の患者には禁忌です。

　注意点として、著明な乏尿または腎機能低下患者にマンニトール製剤を使用する場合には、まずマンニトールを0.2g/kg または12.5g、3〜5分で投与し、30〜50mL/時の尿量が2〜3時間確保できない場合には使用を中止すること（マンニトール負荷テスト）が推奨されています。

グリセリンを主成分とする製剤

　濃グリセリン・果糖液（グリセオール®注）は、生理食塩液の約7倍の高浸透圧液であり、マンニトールと同様に静脈内投与により脳圧や眼圧を降下させます。

　グリセリンは腎からの排泄が10〜20％程度であり、残りは肝臓で代謝されてエネ

ルギーとして利用されます。そのため、マンニトールと比べて浸透圧利尿作用が弱い一方、脳浮腫に対する効果持続時間が長く、反跳現象も少ないとされています。

　濃グリセリン・果糖液の禁忌は、先天性のグリセリン、果糖代謝異常症患者（重篤な低血糖を生じる可能性）、成人型Ⅱ型シトルリン血症患者（投与後の死亡報告）です。また、乳酸アシドーシスが発現することがあり、症状が発現した際には炭酸水素ナトリウムを投与するなどの対応が必要となります。急性硬膜下・硬膜外血腫が疑われる患者に対して使用する場合には、出血源を処理して再出血のおそれがないことを確認してから投与するべきことはマンニトール製剤と同様です。

血漿増量薬

　血漿増量薬として使用される輸液には、おもにデキストランを主成分とする製剤と、ヒドロキシエチルデンプン（hydroxyethyl starch；HES）を主成分とする製剤の2つがあります。それぞれの輸液の代表的な組成や効能・効果を表2に示します。

デキストランを主成分とする製剤

　デキストランはブドウ糖の重合体であり、製剤として使用されているデキストランはデキストラン40（分子量：約40,000）です。10％デキストラン加乳酸リンゲル液（低分子デキストランL注）は、デキストランの膠質浸透圧作用（高分子化合物が浸透圧によって血管外の水分を血管内に引き込む作用）による血管内水分保持機能で血漿量を増加させます。

　おもな使用目的は、外傷、手術などによる急性出血に対する、循環血液量増加によるショックの予防や輸血の減量です。乳酸リンゲル液が混合されていることから、出血に伴う酸塩基平衡障害や電解質濃度の変動を抑制する効果も期待できます。

　10％デキストラン加乳酸リンゲル液の禁忌は、うっ血性心不全患者（循環血液量過剰による症状悪化の可能性）と高乳酸血症患者（乳酸血症が悪化する可能性）です。注意点として、低フィブリノーゲン血症や、血小板減少などの出血傾向のある患者では、デキストランが凝固系を抑制して出血傾向を促進することがあります。また、血液型判定や交差試験を妨害することがあるので、これらの検査は、本剤投与前に実施することが望ましいとされています。

ヒドロキシエチルデンプン（HES）を主成分とする製剤

　HES製剤も、膠質浸透圧作用により血管内に水分を保持して循環血液量を維持させます。現在、国内で使用可能なHES製剤は、分子量が130,000の中分子量の製剤（ボルベン®輸液6％）のみです。HESは投与後に血液中のα-アミラーゼにより加水分解され、分子量70,000〜80,000程度になった後に腎臓から排泄されます。おもな使用目的は循環血液量の維持であり、50mL/kgを上限として必要最小限量で投与されます。

表2　血漿増量薬

販売名	低分子デキストランL注	ボルベン®輸液6%
組成	500mL 中に デキストラン40　　　　　50g 塩化ナトリウム　　　　　3.0g 塩化カリウム　　　　　　0.15g 塩化カルシウム水和物　　0.1g L-乳酸ナトリウム液　　　1.55g	500mL 中に ヒドロキシエチルデンプン 130,000 　　　　　　　　　　　　30.0g 塩化ナトリウム　　　　　4.5g 塩酸　　　　　　　　　　適量 水酸化ナトリウム　　　　適量
浸透圧比 (生理食塩液 に対する比)	約1	約1
効能・効果	・体外循環灌流液として用い、灌流を容易にして手術中の併発症の危険を減少する ・代用血漿として急性出血の治療 ・外傷、熱傷、出血などに基づく外科的ショックの予防および治療 ・手術時における輸血量の節減	・循環血液量の維持
禁忌	・うっ血性心不全の患者 ・高乳酸血症の患者	・本剤および本剤の成分に対し過敏症の既往歴のある患者 ・重度の高ナトリウム血症あるいは重度の高クロール血症を有する患者 ・肺水腫、うっ血性心不全など水分過負荷のある患者 ・頭蓋内出血中の患者 ・乏尿あるいは無尿を伴う腎不全の患者 ・透析治療を受けている患者 ・重症の敗血症の患者

　HES 製剤の禁忌は、重度の高ナトリウム血症患者、重度の高クロール血症（本剤は電解質濃度がナトリウムイオン［Na$^+$］、クロールイオン［Cl$^-$］とも 154mEq/L と高値）、肺水腫、うっ血性心不全などの水分過負荷の患者（さらなる水分負荷による悪化の可能性）、乏尿や無尿を伴う腎不全、透析治療中などの非常に尿量が少ない患者（水分過剰負荷によるうっ血の可能性）、頭蓋内出血中の患者（出血助長の可能性）、重症敗血症患者（状態悪化の可能性）です。

　注意点として、高用量の投与により血液中の凝固因子や血漿蛋白質の希釈による凝固異常が生じることがあります。また、血液成分の希釈のみによらない凝固異常が生じることもあり、投与の際には細心の注意を必要とします。場合によっては血液製剤の投与が必要です。

第1章　水・電解質・酸塩基平衡の "ニガテ" 解消！

おわりに

　浸透圧利尿薬や血漿増量薬は、限られた状況で使用される薬剤です。これらの輸液を使用する状況では、患者側に注意を要する要因があることが多く、輸液を投与する際にも注意しなければならないことがいくつかあることを忘れないようにしましょう。

引用・参考文献
1) 日本脳神経外科学会ほか監修. 頭部外傷治療・管理のガイドライン. 第4版. 東京, 医学書院, 2019, 272p.

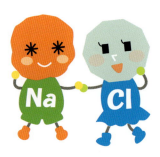

11 リフィーディング症候群

木村祐太 東京医科大学腎臓内科学分野
長井美穂 東京医科大学腎臓内科学分野講師

リフィーディング症候群とは

　リフィーディング症候群（refeeding syndrome；RS）という聞き慣れない言葉が出てきました。Feed には「食べものを与える、補給する」という意味があり、それに「再び」を意味する re がついているため、再び食べものを与えるという意味であることがわかります。つまり、栄養を摂取していない人に、再度食事を提供した際に生じる疾患概念であるといえます。

　正確に表すと、慢性的な栄養不良状態が続いている患者に対して、急激な栄養補給を行うことにより発症する一連の代謝異常の総称であり、電解質異常や多臓器不全などの重篤な合併症をひき起こす病態のことを指します。

リフィーディング症候群の病態

　通常われわれは、活動するためのエネルギー源として糖質を利用しています。しかし、高度な栄養不良状態が続くと糖質を得られなくなるため、かわりに中性脂肪を分解するようになります。中性脂肪は脂肪組織で遊離脂肪酸に分解され、この分解された脂肪酸からケトン体が肝臓で産生され、血中に放出されます。ケトン体は通常血液中には存在しませんが、糖尿病や栄養不良状態の人では上記の機序により血中に放出されます。

　この状態で急激に糖質が投与されると、飢餓状態に順応していた体の代謝が大きく変化し、インスリンというホルモンが過剰に分泌されます。インスリンにはリン（P）、カリウム（K）、マグネシウム（Mg）などの電解質を血管内（細胞外）から細胞内に取り込む作用があり、過剰に分泌されると低リン血症、低カリウム血症、低マグネシウム血症をひき起こします。また、急速な糖の負荷によりビタミン B_1 が急速に消費され、欠乏することにも注意が必要です。

リフィーディング症候群の症状

　リフィーディング症候群は多彩な臨床症状を呈します。なかでも低リン血症、低カリウム血症、低マグネシウム血症などの電解質異常による症状として、けいれんなどの中枢神経症状、呼吸不全、急性腎不全、横紋筋融解症などがあげられます。重篤なものでは、致死的不整脈などの合併症による死亡例もあります。ビタミン B_1 欠乏によ

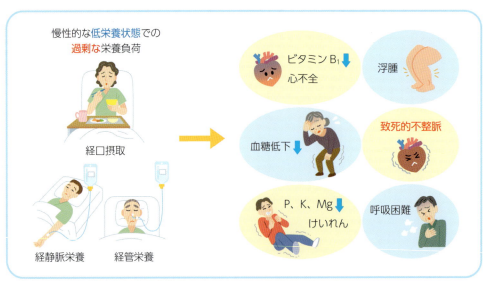

図1　リフィーディング症候群

る重篤な症状として、心不全、ウェルニッケ脳症、乳酸アシドーシスなどがあります。また、低カリウム血症では腸管の蠕動運動が低下するため、経腸栄養の開始時は注意が必要です。

そのほかに、インスリンの過剰分泌に伴う低血糖や、腎尿細管からのナトリウム再吸収量の増加に伴う体液過剰にも注意が必要です。症状を図1にまとめます。

リフィーディング症候群の発症リスクが高い疾患・病態

リフィーディング症候群の発症リスクが高い疾患・病態として、神経性食思不振症、担がん状態、低栄養の高齢者、胃バイパス術後、一般的な手術後、アルコール依存などがあげられます。

また、英国NICE（National Institute for Health and Clinical Excellence）ガイドラインが提唱するリフィーディング症候群の高リスク基準があります（表）[1]。

リフィーディング症候群の予防と治療

リフィーディング症候群の予防でもっとも大事なことは、目の前に飢餓状態の患者がいた際に焦って栄養の過剰負荷を行わず、落ち着いて本疾患の存在を思い出すことです。また、前述した高リスクの基準を参考に、慢性的な低栄養状態に陥る前に適切な栄養ケアを行うことが重要です。

本疾患を発症するリスクが高いことに加えて、不整脈などの重篤な合併症が生じる

表 リフィーディング症候群の高リスク基準（文献1を参考に作成）

> 下記の基準が1つ以上
> ①BMIが16kg/m^{2}未満
> ②過去3〜6ヵ月で15%以上の意図しない体重減少
> ③10日間以上の絶食
> ④再摂食前の低カリウム血症、低リン血症、低マグネシウム血症
>
> 下記の基準が2つ以上
> ①BMIが18.5kg/m^{2}未満
> ②過去3〜6ヵ月で10%以上の意図しない体重減少
> ③5日間以上の絶食
> ④アルコール依存の既往または次の薬剤使用歴がある：インスリン、化学療法、制酸薬、利尿薬

可能性がある場合、頻回の電解質の確認が必要となるため、集中治療室での治療開始を検討します。経静脈栄養はリフィーディング症候群誘発の高リスクであるため、経腸栄養での治療開始を優先し、初期投与のエネルギー量は10kcal/kg/日で行います。ただし、15日以上絶食している、もしくはBMI＜14kg/m^{2}の高リスクの場合、5kcal/kg/日で開始します。

また、そのほかの代謝性合併症に対するリスクマネジメントとして、ビタミンB$_1$を3mg/日以上投与することや、血清リン、カリウム、マグネシウム値を厳格にモニタリングして補充を行うこと、血糖値をモニタリングすること、必須脂肪酸欠乏症の予防目的に脂肪乳剤を投与することなどが「静脈経腸栄養ガイドライン第3版」[2]で推奨されています。

投与エネルギー量は、電解質の経過を確認しつつ100〜200kcal/日ずつ増量していきます。1週間以上かけて25〜30kcal/kg/日まで増量しますが、電解質が大きく変動することがあり、目標達成に時間がかかることが多いです。目標エネルギーに達した後、さらに摂取エネルギーを増量しても電解質異常を来さない場合、電解質の補充を漸減中止していきます。

症例：神経性食思不振症、腎前性腎不全

患者紹介

患者：40歳代女性。両親、姉、息子がいるが別居しており、一人暮らし。

既往歴：巨大結腸症（回腸人工肛門造設後）。

家族歴：母が糖尿病。

身体所見：意識清明。身長161.0cm、体重33.7kg、BMI 12.8kg/m^2。血圧84/56mmHg、脈拍56回/分。浮腫はなし。左腸骨に3.5×3.0cm、右腸骨に1.0×1.0cmの褥瘡

を認める。

検査所見：BUN 81.6mg/dL、Cre 1.43mg/dL、Na 130mEq/L、K 3.5mEq/L、Cl 77mEq/L、P 6.9mg/dL、Mg 3.8mg/dL、ビタミン B_1 27ng/mL、尿 Na および Cl ＜ 10mEq/L。

内服薬：レンボレキサント、エスゾピクロン、トラゾドン塩酸塩、レボメプロマジンマレイン酸塩、クロナゼパム、ドンペリドン、葉酸、エルデカルシトール、グルコン酸カリウム。

嗜好歴：喫煙 1 日 40 本、20 年間。

患者背景：神経性食思不振症による高度栄養障害のため、精神科への入院歴が複数回ある。前回の入院時は BMI 12.9kg/m^2 で、リフィーディング症候群発症の高リスク群と考えられたため慎重な栄養療法を行った。最終的に BMI 15.9kg/m^2 まで改善し、精神状態も安定したため自宅へ退院した。退院時より経腸成分栄養剤を併用し、1,500kcal/ 日の栄養食事指導を継続したが、次第にボディイメージのゆがみが増悪し、自宅での食事摂取量が保てず体重は減少した。訪問看護などの介入も拒否され、時折精神科の通院も自己中断していた。その後も体重は減少し、定期外来受診時に BMI 12.8kg/m^2 と高度のるい痩および脱水による腎前性腎不全を認めた。過去に電解質異常による心停止も起こしており、生命維持にかかわる状況と考えられたため入院の必要性を説明するも本人拒否され、家族の同意を得たうえで精神科に医療保護入院となった。

診断

神経性食思不振症、腎前性腎不全、低ナトリウム血症、低カリウム血症。

治療と経過

BMI 低値でありリフィーディング症候群の高リスク群と考えられたため、入院当日より 200kcal/ 日（6.0kcal/kg/ 日）で経腸栄養を開始しましたが、翌日にカリウム、リンの著明な低下を認めました。リフィーディング症候群の可能性を考慮し、同日よりエネルギー量を 100kcal/ 日に減量し、電解質の補充を開始しました。

人工肛門造設による影響か泥状便が持続しており、カリウム、リン、マグネシウムの補充は経口投与に加えて経静脈的投与も行いました。その後も電解質の変動が大きく、入院第 6 病日時点で 15.0kcal/kg/ 日、第 13 病日時点で 26.7kcal/kg/ 日、第 20 病日時点で 33.4kcal/kg/ 日と慎重に増量しました。入院生活による筋肉量減少の影響か、体重増加は乏しい経過となりました。第 22 病日時点で経静脈的補正は終了しましたが、内服での補正は継続が必要でした。

なお、入院後より脱水は速やかに改善し、クレアチニン値は正常化しましたが、これまで同様の経緯で脱水による腎不全をくり返していた影響か、β₂ ミクログロブリ

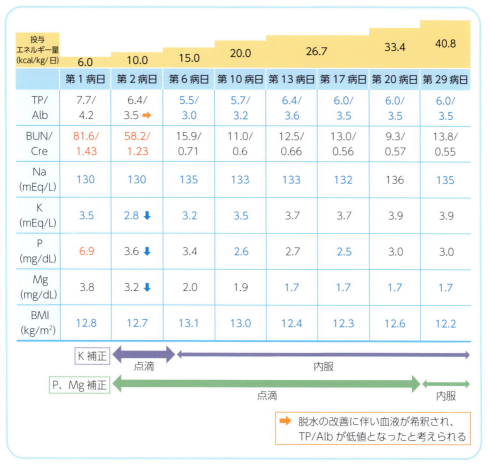

図2 入院中の経過

ンなどの尿細管障害マーカーの上昇を認め、マグネシウムなどの尿中排泄増加もあり、電解質補正が難渋した原因として尿細管障害による腎性喪失の影響も疑われました。入院中の電解質、腎機能、BMIの推移および投与エネルギー量の推移、電解質補正の経過は図2のとおりです。

一人暮らしで家族のサポートも得られない状況であり、退院後自宅に戻ると再度病状が増悪し入退院をくり返す可能性が高いと考えられました。今後は施設などへの入所を調整し、精神科への通院加療を継続する予定です。

まとめ

神経性食思不振症、人工肛門造設による軟便持続、尿細管障害による電解質の腎性喪失など、複合的な要因によりこれまで高度栄養障害をくり返し発症し、治療も難渋したと考えられました。再発予防のために、今後も精神科、内科、栄養科、施設の職

員を含めた多職種による連携が重要と考えられました。

引用・参考文献

1) National Institute for Health and Care Excellence. Nutrition support for adults : oral nutrition support, enteral tube feeding and parenteral nutrition. Clinical guideline. 2006, 40-1.（https://www.nice.org.uk/guidance/cg32/resources/nutrition-support-for-adults-oral-nutrition-support-enteral-tube-feeding-and-parenteral-nutrition-pdf-975383198917，2024 年 5 月閲覧）．
2) 日本静脈経腸栄養学会．静脈経腸栄養ガイドライン第 3 版：Quick Reference．2014，16-7.（https://files.jspen.or.jp/2014/04/201404QR_guideline.pdf，2024 年 5 月閲覧）．
3) Mehanna, HM. et al. Refeeding syndrome : what it is, and how to prevent and treat it. BMJ. 336（7659），2008, 1495-8.

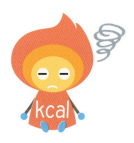

12 pHと緩衝

土屋毅亮 東京医科大学腎臓内科学分野
宮岡良卓 東京医科大学腎臓内科学分野講師

pHとは

pHとは水溶液の性質を表す単位の一つです。血液を含むあらゆる溶液の酸性度やアルカリ性度はpH値で表します。pH値は0（強酸性）から14（強塩基性または強アルカリ性）までの範囲で表され、中間のpH 7.0が中性です。私たちの細胞外液は弱アルカリ性のpH 7.35～7.45が至適である一方で、細胞内液はほぼ中性のpH 7.0で維持されています。

酸塩基平衡とは

体内での酸性物質とアルカリ性物質のバランスを酸塩基平衡と呼びます。血液の酸塩基平衡は、正常範囲から少しでも外れると、多くの臓器に著しい障害を与えます。

生体の細胞が適切に活動するために、血液内pHは前述したとおり7.35～7.45と非常に狭い範囲で調節されています。この範囲よりもpHが低くなる（酸性側に傾く）病態をアシドーシス、pHが高くなる（アルカリ性側に傾く）病態をアルカローシスと言います。アシドーシスとアルカローシスはpHの方向性を示すものであり、実際にpHが酸性の場合（pH＜7.35）はアシデミア、pHがアルカリ性の場合（pH＞7.45）はアルカレミアと呼び方が異なります（図1）。

アシデミアが重度になると、意識障害、頻呼吸、肺水腫、不整脈、心収縮能の低下など、中枢神経、肺、心臓の症状が現れます。そのほかにも、悪心・嘔吐など消化器症状や腎機能障害を来すこともあります。一方、アルカレミアが重度になると、低カルシウム血症や低カリウム血症を起こし、頭痛、傾眠、けいれん発作、脱力や不整脈といった症状が現れます。

おもにpHを調節するのは肺、腎、緩衝系です。1日に食事や細胞代謝（硫酸、硝酸、リン酸イオンなど）で負荷される酸性物質を不揮発性酸と呼び、そのほかに細胞呼吸で二酸化炭素（CO_2）として産生される酸を揮発性酸と呼びます。揮発性酸は呼吸により肺から排泄されるのに対し、不揮発性酸は腎臓から排泄されます。

pHの調節

肺

血液内pHを調節するしくみの一つとして、肺からのCO_2の放出が関与しています。

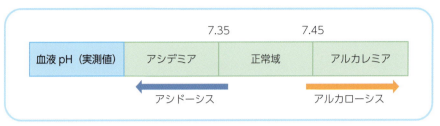

図1 酸塩基用語の説明

あらゆる細胞は、酸素と栄養分を取り込んだ後に血液内に弱い酸性物質であるCO_2を放出します。CO_2は血液によって肺へ運搬され、体外へ呼気時に排出されます。呼吸が早く深くなるほど、体外に排出されるCO_2が多くなるため、血液内pHはアルカリ性に傾きます。一方で呼吸が障害された場合には、体外にCO_2を放出できなくなり、体内にCO_2が貯留するため、血液内pHは酸性に傾きます。

腎臓

体内で放出された酸や塩基は、腎臓によっても調節されています。腎臓は、①近位尿細管におけるアルカリ性物質である重炭酸イオン（HCO_3^-）の再吸収、②遠位尿細管（皮質集合管）における酸性物質である水素イオン（H^+）の排泄およびHCO_3^-の新生という2つの役割を担っています。基本的に、腎臓でのpHの調節は呼吸でのpHの調節よりも時間がかかるため、必要な場合にはHCO_3^-の点滴製剤によって補助することもあります。

●近位尿細管での重炭酸イオンの再吸収

HCO_3^-の再吸収は、Na^+/H^+交換輸送体やNa^+/HCO_3^-共輸送体を介して行われています。ここでは新たなHCO_3^-の産生や酸排泄は行われていません。HCO_3^-の再吸収は、脱水、低カリウム血症、アンジオテンシンⅡによって増加し、副甲状腺ホルモンやさまざまな近位尿細管障害で減少します。

●遠位尿細管（皮質集合管）における水素イオンの排泄

H^+の排泄は、皮質集合管の間在細胞を介して行われています。尿pH低下（HCO_3^-の中和）、滴定酸（$H_2PO_4^-$）排泄、アンモニウムイオン（NH_4^+）排泄の3つの方法によって行われています。リン酸（HPO_4^-）やアンモニア（NH_3）と反応して、滴定酸やNH_4^+のかたちで尿中に排泄されます。このなかでとくに酸排泄調節機構として重要なのは、NH_4^+の排泄といわれています。

緩衝系

体内での細胞の代謝による酸産生以外にも、外部環境からの経口摂取による酸塩基負荷など、生体にはさまざまなpHの物質が加わります。急激な酸負荷や塩基負荷に

備えて pH の変動を小さくするシステムがあり、それを緩衝系と呼びます。緩衝系には①重炭酸緩衝系（HCO_3^-）、②リン酸緩衝系（HPO_4^{2-}）、③ヘモグロビン緩衝系、④血漿蛋白緩衝系の4つが存在しています。今回は、もっとも重要な重炭酸緩衝系についてくわしく解説します。

重炭酸緩衝系は、血液 pH の決定にとくに主要な役割を果たすもので、以下の式のように動くことで pH が調節されます。

● H_2O（水）＋ CO_2（二酸化炭素）↔ H_2CO_3（炭酸）↔ H^+（水素イオン）＋ HCO_3^-（重炭酸イオン）…A

空気を吸うと、細胞代謝により CO_2 に変換されます。CO_2 は H_2O（血液）に溶けて H_2CO_3 に変換されます。炭酸は酸性物質である H^+ とアルカリ性物質である HCO_3^- に分かれます。この反応が行き来することで pH の調整が行われます。

たとえば、体内に酸性物質である H^+ が加わった場合には、A式の右から左方向へ進行します。つまり、腎臓から再吸収されたアルカリ性物質である HCO_3^- と反応して、H_2O と酸性物質である CO_2 に変換されます。上述したとおり、CO_2 は呼吸によって対外へ放出されることで、pH が酸性に傾かないように調節されています（図2）。

実際の代償例

実際に pH が酸性側に傾いたとき（アシドーシス）、それぞれどのような代償が起こるのかを説明します。

呼吸障害により酸性側（アシドーシス）に傾いている場合

CO_2 を呼吸によって吐き出せない状況なので、体内 pH は酸性側に傾きます。その場合、緩衝系によってA式の左から右に向かってすすみ、酸性物質である H^+ とアルカリ性物質である HCO_3^- に分解されます。腎臓で尿細管からの HCO_3^- の再吸収を増加させることで H^+ を減少させたり、腎臓からの尿中 H^+ 排泄により H^+ を減少させることで、pH をアルカリ性側に調節することになります。

上述したとおり腎臓は呼吸と比較して代償反応が遅いため、腎臓の代償反応が追いつかないときには、点滴製剤の HCO_3^- を使用することもあります。

腎機能障害により酸性側（アシドーシス）に傾いている場合

腎臓からの H^+ 排泄や HCO_3^- 再吸収ができない状況になるので、体内 pH は酸性側に傾きます。その場合は緩衝系によってA式の右から左に向かってすすみ、H_2O と CO_2 が生成されます。換気量や呼吸回数を増やすことで酸性物質である CO_2 を放出し、pH をアルカリ性側に調節します。

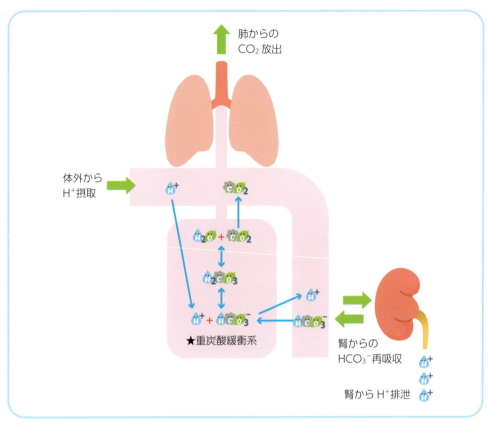

図2 酸塩基平衡における肺、腎、緩衝系の関係
体内にH⁺が加わると、腎臓から再吸収されたHCO₃⁻と反応し、H₂OとCO₂に変換される。CO₂が呼吸によって対外へ放出されることで、pHが酸性に傾かないように調節されている。

Henderson-Hasselbalchの式

　これまで、血液pHの決定に重要な腎臓、肺、緩衝系の役割を説明してきました。重炭酸緩衝系においては、緩衝液のpHを見積もる際にHenderson-Hasselbalchの式が用いられます。この式は酸塩基平衡の調節とpHの意味を理解するうえで重要な式だといわれています。

- Henderson-Hasselbalchの式：$pH = pK + \log [HCO_3^-] / 0.03 \times PCO_2$

　pKは酸解離定数のことであり、6.1で一定です。そのため、pHはCO₂濃度とHCO₃⁻濃度で決定されることがわかります。正常の血液ではPCO₂ 40mmHg、[HCO₃⁻] 24mEq/Lであり、式に代入するとpH 7.4と計算されます。

まとめ

　これまで述べてきたように、生体の細胞が適切に活動するために血液 pH は 7.35 〜 7.45 から大きく変動しないように厳密に調節されています。これにはおもに腎臓からの H^+ 排泄と HCO_3^- 再吸収、肺からの CO_2 放出、重炭酸緩衝系が関与しています。pH がアシドーシスに傾くと、高カリウム血症による不整脈や心機能低下などの症状が現れ、アルカローシスに傾くと低カリウム血症や低カルシウム血症による脱力・傾眠などの症状が現れるため、酸塩基平衡は非常に重要です。実際にアシドーシスやアルカローシスをひき起こす疾患や治療は、次項でくわしく説明していきます。

引用・参考文献

1) Gennari, FJ. et al. Acid-Base Disorders and Their Treatment. Boca Raton, Taylor & Francis, 2005, 878p.
2) 内田俊也. 水電解質と酸塩基平衡を攻略する. 日本腎臓学会誌. 50 (8), 2008, 983-9.
3) 要伸也. 酸塩基平衡異常. 日本内科学会雑誌. 104 (5), 2015, 938-47.
4) 飯野靖彦. 酸塩基平衡. 日本腎臓学会誌. 43 (8), 2001, 621-30.

代謝性アシドーシス・代謝性アルカローシス

辻本隆史 一般財団法人自警会東京警察病院腎代謝科医長
知名理絵子 東京医科大学腎臓内科学分野助教
岡田知也 一般財団法人自警会東京警察病院腎代謝科部長

血液中の pH 調整

人の細胞外液の pH（水素イオン濃度の目安）は 7.35 ～ 7.45 の範囲で調整されています。何らかの障害により pH が低下し 7.35 以下となっている状態をアシデミア（酸血症）と呼び、反対に pH が上昇し 7.45 以上となっている状態をアルカレミア（アルカリ血症）と呼びます。また pH を低下させる病態をアシドーシス、上昇させる病態をアルカローシスと呼んでいます。

アシドーシスには、血液中の酸（H^+）が蓄積したり、重炭酸イオン（HCO_3^-）が低下する代謝性アシドーシスと、肺からの二酸化炭素（CO_2）排泄が低下する呼吸性アシドーシスがあります。またアルカローシスには、血液中の HCO_3^- が増加する代謝性アルカローシスと、肺から CO_2 が過剰に排出されることにより血中の CO_2 が低下する呼吸性アルカローシスがあります。

代謝性アシドーシス

代謝性アシドーシスとは

代謝性アシドーシスは、体内の HCO_3^- 濃度が低下することで pH が低下する病態です。代謝性アシドーシスをひき起こす原因は、不揮発酸の産生増加・排泄障害、塩基の喪失などがあります。代謝性アシドーシスの原因を考えるのに、アニオンギャップ（anion gap；AG）を評価することが有用です。

アニオンギャップとは、血液中の陽イオン（Na^+）と陰イオン（Cl^-・HCO_3^-）の差のことです。正常値は 12 ± 2 mEq/L です。

● アニオンギャップ＝ Na^+ －（Cl^- ＋ HCO_3^-）

乳酸やケトン体などの不揮発酸が蓄積するような病態では、これらの酸が血液中の HCO_3^- と中和するため HCO_3^- が減少し、アニオンギャップは増加します（高 AG 性代謝性アシドーシス）。アニオンギャップが増加しない代謝性アシドーシスでは、その分 Cl^- が増加しています（高 Cl 性または正 AG 性代謝性アシドーシス）。

Nutrition Care 2024 秋季増刊

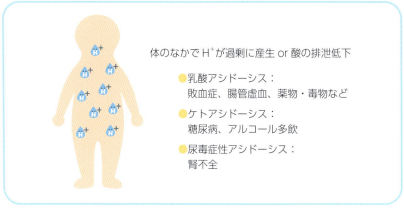

図1　AG 上昇を伴う代謝性アシドーシス
乳酸やケトン体などの不揮発酸が蓄積すると、これらの酸が血液中の HCO_3^- と中和するため、アニオンギャップは増加する。

AG 上昇を伴う代謝性アシドーシス（図1）

●乳酸アシドーシス

　血中の乳酸値が上昇し、アシドーシスを来す病態を乳酸アシドーシスと呼びます。乳酸は、全身の組織が酸素を利用できないときに、糖を分解してエネルギーを産生する嫌気性解糖の過程で産生され、乳酸の過剰産生や代謝低下によりアシドーシスを来します。おもな原因に、敗血症、腸管虚血、薬物・毒物、ビタミン B_1 欠乏などがあげられます。

●ケトアシドーシス

　血中のケトン体（アセトン、アセト酢酸、β-ヒドロキシ酪酸）が蓄積して代謝性アシドーシスを来す病態をケトアシドーシスと呼びます。ケトン体は、体のエネルギー供給として糖質が利用できず脂質を利用する場合に、脂肪細胞の分解によって肝臓から産生されます。

　ケトン体は強い酸性であるため、蓄積すると体が酸性に傾きます。おもな原因として、糖尿病性、アルコール性、飢餓の3つがあげられます。糖尿病性ケトアシドーシスは重度のインスリン欠乏によりひき起こされます。インスリンは細胞内にエネルギーとして糖を取り込む役割を担っていますが、インスリンが欠乏し、糖の取り込みができなくなると、代わりに脂肪分解が亢進し、ケトン体がつくられます。インスリン依存状態の1型糖尿病患者に起こりやすいですが、清涼飲料水を多飲した2型糖尿病患者にも認められることがあります（ペットボトル症候群）。

　アルコール性ケトアシドーシスは、慢性的なアルコール依存患者で栄養不良とそれにひき続く脱水が契機となり生じる病態です。低栄養とアルコール代謝による糖新生

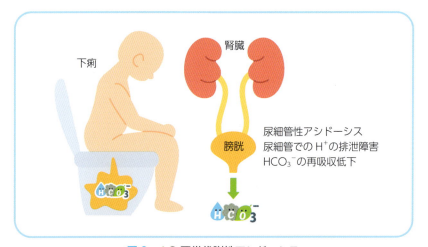

図2　AG 正常代謝性アシドーシス
アニオンギャップが増加しないぶん、Cl^- が増加する。

の抑制により、血糖値が低下しインスリン分泌が抑制され、抗ストレスホルモンの分泌が促進されます。脱水も抗ストレスホルモンの分泌を促進し、それらのホルモンが脂肪の分解を亢進させ、ケトン体が産生されます。脱水は腎臓からのケトン体排泄を抑制するため、ケトン体が蓄積しやすくなります。

● 尿毒症性アシドーシス

高度の腎障害により腎臓から酸の排泄ができなくなり、アシドーシスを来す病態を尿毒症性アシドーシスと呼びます。体内に尿酸、リン酸、硫酸などが蓄積します。

AG 正常の代謝性アシドーシス（図2）

下痢などにより腸液に多く含まれる HCO_3^- が体外に排泄されることでアシドーシスを来します。腎尿細管では多くの酸塩基因子の排泄や再吸収が行われます。尿細管の障害により、尿からの H^+ 排泄障害や HCO_3^- の喪失を生じアシドーシスを来します。

症状と治療

アシドーシスが重度の場合、頻呼吸（呼吸性代償）や倦怠感、悪心・嘔吐、意識障害を起こすことがあります。代謝性アシドーシスの治療の原則は、原疾患の治療です。乳酸アシドーシスでは低酸素（低還流、虚血）の改善（輸液や昇圧薬など）を行い、糖尿病性ケトアシドーシスではインスリン製剤投与などを行います。重篤な代謝性アシドーシスを認める場合（$pH \leq 7.20$）や急速に代謝性アシドーシスが進行する場合は、炭酸水素ナトリウムの投与による pH の補正を行います。

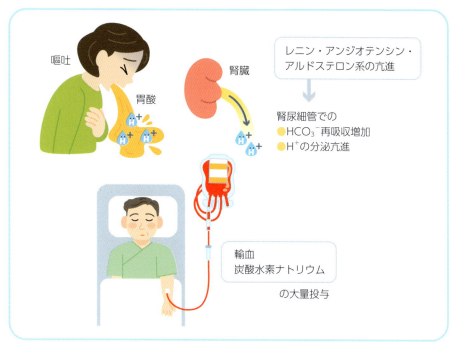

図3　代謝性アルカローシスの原因

①消化管や腎からのH$^+$の喪失、②アルカリの投与、③細胞外液の減少に伴う尿中へのHCO$_3^-$排泄の減少があげられる。

代謝性アルカローシス

代謝性アルカローシスの原因（図3）

　血中のHCO$_3^-$が上昇する要因は、①消化管や腎からのH$^+$の喪失、②アルカリの投与、③細胞外液の減少に伴う尿中へのHCO$_3^-$排泄の減少があげられます。

　消化管からの喪失には、嘔吐や経鼻胃管からの胃液吸引があります。胃酸に含まれるH$^+$とCl$^-$が体外へ排泄されることで、血中のHCO$_3^-$が上昇します。腎臓からの喪失には、利尿薬の使用、原発性アルドステロン症やクッシング症候群などのミネラルコルチコイドが過剰に分泌される疾患、漢方薬（甘草）の摂取などがあります。腎臓からH$^+$を排泄するとともにHCO$_3^-$を再吸収することで、代謝性アルカローシスを来します。

　また、炭酸水素ナトリウムなどの輸液や内服薬によるHCO$_3^-$の過剰投与、代謝されるとHCO$_3^-$となるクエン酸塩（輸血製剤中に抗凝固薬として含まれている）の大量投与により、血中のHCO$_3^-$が上昇します。

　循環血漿量が減少するとレニン・アンジオテンシン・アルドステロン（renin-angiotensin-aldosterone；RAA）系が亢進します。アルドステロンは遠位尿細管でH$^+$

の分泌を促進するとともに、HCO_3^-の再吸収を増加させます。これにより代謝性アルカローシスを来します。

代謝性アルカローシスを維持する要因

代謝性アルカローシスを維持する因子として、①有効循環血漿量減少（脱水）、②クロール（Cl）欠乏、③低カリウム（K）血症、④腎機能低下の4つがあります。これらの維持の機序は腎尿細管でのHCO_3^-再吸収の増加、糸球体濾過量（glomerular filtration rate；GFR）の低下によるHCO_3^-の排泄低下です。

代謝性アルカローシスの症状と治療

高度の代謝性アルカローシスを来した場合は、意識障害、筋けいれん、知覚異常などを起こすことがあります。また、アルカローシスの原因疾患や合併する電解質異常による症状が起こることがあります。体液量が減少している場合は倦怠感や筋肉のけいれんなどを起こすことがあり、低カリウム血症を合併している場合は脱力感や不整脈を起こすことがあります。

治療は、原疾患の治療や原因の除去による対応が主体となります。嘔吐があれば制吐薬や胃酸分泌抑制薬の投与を行い、薬剤性が疑われる場合は利尿薬や甘草含有漢方薬などを中止します。有効循環血漿量が減少している場合には、生理食塩液の補液を行います。また、カリウム欠乏があれば、カリウム投与も行います。

引用・参考文献
1) 柴垣有吾. "酸塩基平衡異常の診断と治療". より理解を深める！体液電解質異常と輸液. 改訂3版. 東京, 中外医学社, 2007, 120-73.
2) 藤田芳郎ほか編. "研修医のための酸塩基平衡の診かた考え方". 研修医のための輸液・水電解質・酸塩基平衡. 藤田芳郎ほか編. 東京, 中外医学社, 2015, 96-165.
3) 和田健彦ほか監訳. "酸塩基生理学と代謝性アルカローシス". 体液異常と腎臓の病態生理. 第3版. 黒川清監修. 東京, メディカル・サイエンス・インターナショナル, 2015, 121-68.

MEMO

14 呼吸性アシドーシス・呼吸性アルカローシス

辻本隆史 一般財団法人自警会東京警察病院腎代謝科医長
知名理絵子 東京医科大学腎臓内科学分野助教
岡田知也 一般財団法人自警会東京警察病院腎代謝科部長

呼吸性アシドーシス

呼吸性アシドーシスとは

肺は、代謝によって産生される酸（CO_2）を排出することで血液の pH を調節しています。呼吸による換気量が少なすぎると血中 CO_2 濃度が上昇し、呼吸性アシドーシスとなり、pH が酸性に傾きます（アシデミア）。逆に換気量が多すぎると血中 CO_2 濃度が低下し、呼吸性アルカローシスとなり、pH がアルカリ性に傾きます（アルカレミア）。

呼吸性アシドーシスとは、何らかの原因で血中二酸化炭素分圧（$PaCO_2$）が上昇してしまうことをいいます。pH が酸性に傾くと腎臓による酸（H^+）の排泄（HCO_3^- の増加）が行われ、pH を正常に戻そうとします。これを代謝性代償とよびます。代謝性代償の程度は急性期と慢性期で異なり、時間により pH の傾きも変化します。

腎臓による代償には時間を要するため、急性期では HCO_3^- の増加は軽度にとどまり、pH の低下が強く現れます。慢性期では腎臓での酸の排泄が増加し、HCO_3^- を最大 40mEq/L 程度まで増加させることで pH の低下を軽減します。代謝性代償反応がどの程度起こっているかで、急性期もしくは慢性期なのかを把握します。

ただし、腎臓の機能がよくない場合には、酸の排泄能力が低下しているため代償が不十分となり、アシデミアは重症化することがあります。

呼吸性アシドーシスの原因（図1）

人は呼吸により換気量を調整し、血中の CO_2 を一定の範囲に保っています。換気量が低下することで、$PaCO_2$ が上昇し、呼吸性アシドーシスを来します。呼吸は、呼吸中枢が命令を出し、それが神経を介して横隔膜や呼吸筋に伝わり、胸腔が広がることで肺胞内に空気が流れ込み、肺胞と血管の間で O_2 と CO_2 が交換されることで行われます。

呼吸中枢が抑制されると呼吸回数が減ります。呼吸中枢の命令を伝達する神経や受け取る筋肉に障害が起こると、肺をうまく広げられず換気量が減少します。また、上下気道の狭窄・閉塞も空気の取り込みを妨害し換気量が減少します。肺炎や肺水腫な

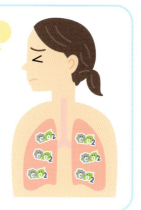

	原因
呼吸中枢抑制	麻酔薬、睡眠薬、脳血管疾患、中枢性睡眠時無呼吸症候群
気道閉塞	閉塞性睡眠時無呼吸症候群、気道異物
呼吸器疾患	肺気腫、喘息、肺炎、肺水腫
神経筋疾患	Guillain-Barre症候群、重症筋無力症、頸髄損傷、筋ジストロフィー

CO₂をうまく吐き出せない

図1　呼吸性アシドーシス

どではO_2の取り込みが悪くなるため、それを補うために呼吸回数が増え、換気量は増加します。しかし、重症になると呼吸をすることに疲れてしまい（呼吸筋疲労）、換気量が減少します。

呼吸性アシドーシスの症状

急性の呼吸性アシドーシスは代謝性アシドーシスと比べて中枢神経症状が強く現れます。CO_2はHCO_3^-と比較して血液脳関門や細胞膜を速やかに通過し、脳内に拡散してCO_2濃度の上昇を来し、細胞内のpH低下を引き起こしやすいためです。頭痛や落ち着きのなさからはじまり、振戦、錯乱、昏睡（CO_2ナルコーシス）を来します。pHの低下が高度になれば、不整脈や末梢血管拡張による低血圧を来します。

慢性の呼吸性アシドーシスでは、腎臓による代謝性代償がはたらき、pHの低下が急性期よりも軽度であるため、上記のような症状は現れにくいです。

呼吸性アシドーシスの治療

呼吸性アシドーシスの治療は、原因疾患の対策と呼吸管理が基本です。急性の高度なアシドーシス、呼吸筋障害、呼吸中枢障害などでは、人工呼吸器を用いて呼吸を調整することで$PaCO_2$の低下を試みます。

肺疾患による慢性の呼吸性アシドーシスでは、原因疾患に対する治療が主体となります。慢性閉塞性肺疾患（chronic obstructive pulmonary disease；COPD）や喘息の場合は、閉塞性障害に対し気管支拡張薬やステロイドの投与を行い、肺炎の場合には抗菌薬投与を行います。

過度の酸素投与は、呼吸抑制による低換気によって呼吸性アシドーシスを増悪させるため注意する必要があります。炭酸水素ナトリウム（$NaHCO_3$）の投与は、HCO_3^-が血液脳関門を通過しにくいため治療効果が少ないことと、血液中でCO_2に変換され

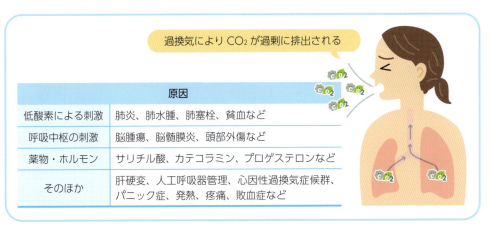

図2　呼吸性アルカローシス

るため、CO_2 の排出ができない呼吸性アシドーシスの患者ではむしろ $PaCO_2$ 上昇を促し、pH をさらに低下させる危険があるため行いません。

呼吸性アルカローシス

呼吸性アルカローシスとは

呼吸性アルカローシスは、過換気を原因とする $PaCO_2$ の低下であり、急性の場合は血中 pH の上昇を来し、慢性期になると腎臓による代償作用（HCO_3^- の再吸収抑制）がはたらき、pH は正常範囲またはそれに近い値となります。

呼吸性アルカローシスの原因（図2）

呼吸性アルカローシスにはさまざまな原因がありますが、そのすべてが過換気をひき起こす病態です。①低酸素による刺激（肺炎、肺水腫、肺塞栓、貧血など）、②呼吸中枢の刺激（脳腫瘍、脳髄膜炎、頭部外傷など）、③薬物・ホルモン（サリチル酸、カテコラミン、プロゲステロンなど）、④そのほか（肝硬変、人工呼吸器管理、心因性過換気症候群、パニック症、発熱、疼痛、敗血症など）に分類できます。

低酸素は頸動脈洞や大動脈弓にある末梢化学受容体を刺激し、過換気をひき起こします。脳神経疾患では局所的な乳酸物質の産生により脳内の pH が低下し、これが過換気を誘導します。

呼吸性アルカローシスの症状

急速に $PaCO_2$ が低下した場合、頭痛や意識障害、末梢のしびれ感、全身性のけいれんなどを認めます。重度であれば不整脈が出現することもあります。血液検査では電解質異常を来し、血清リン濃度の低下やイオン化カルシウム濃度の低下（血清カルシウム値は正常）を認めます。低リン血症は、リンの細胞内への急速な移行によって起

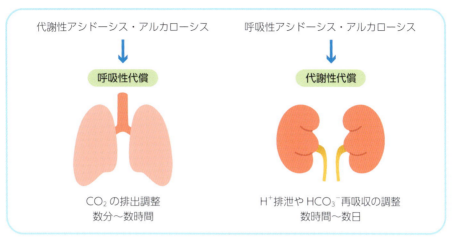

図3　代償機構

こります。また、アルカローシスでは血中の蛋白とイオン化カルシウムの結合が増加して、生理活性を有するイオン化カルシウム濃度が低下します。

呼吸性アルカローシスの治療

　基本的には呼吸性アルカローシスを来す基礎疾患に対する治療が主体となります。肺疾患などによる低酸素が原因の場合は、酸素投与を行ったり、重度の貧血があれば輸血を行います。発熱や疼痛などに対しては、解熱鎮痛薬で症状を緩和します。人工呼吸器を装着している患者には、現在の設定が適切かどうかの確認が重要です。

　過換気症候群に対するペーパーバッグ法は、肺疾患が原因である場合に呼吸状態を悪化させてしまう可能性があるため、最近ではあまり行われなくなりました。不安が強い場合はベンゾジアゼピン系抗不安薬（ジアゼパムなど）の投与を行うこともあります。

酸塩基平衡異常における代償機構と反応速度の違い

　人はpHが7.4近くでないと細胞内の酵素がはたらかなくなります。そのため血液中の酸塩基平衡に異常が生じた場合に、代償機構によりpHの変化を最小限に抑えるはたらきがあります（図3）。

　代謝性アシドーシスでは、一次性変化であるHCO_3^-の減少に対し、肺からのCO_2排出を増加させ、pHの低下を抑えます（呼吸性代償）。反対に代謝性アルカローシスの場合は、肺からのCO_2排出を抑制します。これらの呼吸性の代償機構は数分から数時間で比較的速やかに行うことができます。

　一方で呼吸性アシドーシスでは、一次性変化であるCO_2の上昇に対し、腎臓から

H^+ の排泄が増加し、HCO_3^- が上昇することで、pH の低下を抑えるようにはたらきます（代謝性代償）。呼吸性アルカローシスの場合は、腎からの H^+ の排泄を減少させる機構がはたらきます。これらの腎臓における代償機構には数時間から数日の時間を要し、速やかな代償を行うことはできません。そのため急性期の呼吸性酸塩基平衡障害は、pH の変化がより大きくなります。

引用・参考文献
1) 柴垣有吾. "酸塩基平衡異常の診断と治療". より理解を深める！ 体液電解質異常と輸液. 改訂 3 版. 深川雅史監修. 東京, 中外医学社, 2007, 120-73.
2) 藤田芳郎ほか編. "研修医のための酸塩基平衡の診かた考え方". 研修医のための輸液・水電解質・酸塩基平衡. 藤田芳郎ほか編. 東京, 中外医学社, 2015, 96-165.
3) 江川裕子. 重症病態その②呼吸性アシドーシス. 呼吸器ケア. 15（6）, 2017, 565-8.

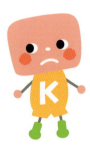

15

アニオンギャップ

林野翔 東京医科大学腎臓内科学分野助教
宮岡良卓 東京医科大学腎臓内科学分野講師

アニオンギャップとその求め方

アニオンギャップ（anion gap；AG）の「アニオン」は「陰イオン」を意味します。それでは「ギャップ」は何のギャップ（差）なのでしょうか。ややこしい話なので、図[1]を使いながら少しずつ解説していきます。

ヒトの体内は電気的な中性を保つ必要があり、陽イオンと陰イオンの和が0になるように維持されています。図で示したとおり、陽イオンの大部分はナトリウムイオン（Na^+）が占め、そのほかの部分は測定できない陽イオン（unmeasured cation；UC）です。陰イオンの大部分はクロールイオン（Cl^-）と重炭酸イオン（HCO_3^-）が占め、そのほかの部分は測定できない陰イオン（unmeasured anion；UA）です。つまり、以下の式が成り立ちます。

● $[Na^+] + UC = [Cl^-] + [HCO_3^-] + UA$

ちなみに、UCのなかにはカリウムイオン（K^+）、カルシウムイオン（Ca^+）、マグネシウムイオン（Mg^{2+}）、免疫グロブリンなどが含まれ、UAのなかにはリン酸、硫酸、乳酸、尿酸、アルブミンなどが含まれますが、これらはAGの計算には利用しません。

図のとおり、アニオンギャップはこのUAとUCの差を意味し、以下の式で求められます。

● $AG = UA - UC = [Na^+] - ([Cl^-] + [HCO_3^-])$

つまり、アニオンギャップの「ギャップ」の意味はUAとUCの差ということになりますが、代表的な陽イオン（Na^+）と陰イオン（Cl^-、HCO_3^-）の差でもあり、簡単に計算することができるのです。

アニオンギャップをみることで、測定できないはずの陰イオンの存在の一部を定量することが可能になります。アニオンギャップは正常でも存在し、基準値は12±2mEq/Lとなっています。たとえばこの差が基準値を超えている（アニオンギャップが上昇している）という場合は、何かしらの酸が体内に蓄積していることを示し、病態の把握のためにたいへん有用な情報になるのです。くわしくは後述します。

アルブミンの影響

アニオンギャップのなかでも大きな部分を占めるのがアルブミンです。そのため、

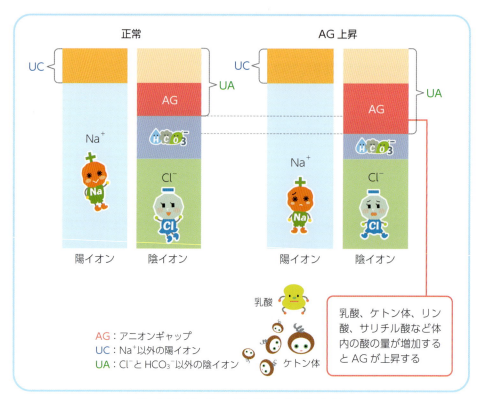

図　アニオンギャップ（文献1を参考に作成）
アニオンギャップはCl⁻とHCO₃⁻以外の測定できない陰イオン（UA）と、Na⁺以外の測定できない陽イオン（UC）の差を意味する。

　アニオンギャップは血清アルブミン値に強く影響を受けます。アルブミンは陰性荷電しており、ネフローゼ症候群や低栄養などの何らかの原因で低アルブミン血症を伴う場合にはアニオンギャップも低下します。血清アルブミンが1g/dL低下するごとにアニオンギャップは2.5mEq/L低下するため、低アルブミン血症を伴う場合には以下の式で補正値を求める必要があります[2]。

- 補正AG ＝ 測定したAG ＋ 2.5 ×（4.5 － 血清アルブミン）

アニオンギャップ測定の意義

　前述のとおり、アニオンギャップはUAとUCの差です。つまり、アニオンギャップ上昇とは、UAが増加している状態を示します。代謝性アシドーシスでは重炭酸イオンが低下しますが、アニオンギャップ正常の代謝性アシドーシスではクロールイオンが上昇し、アニオンギャップ上昇性代謝性アシドーシスではUAが増加することに起因しています。つまり、アニオンギャップ上昇性代謝性アシドーシスを認めた場合

には、UA が増加する病態や疾患を想定し、検査や治療を行っていくこととなり、病態の鑑別に有用です[3]。

また、計算上は UC が低下した場合にもアニオンギャップは上昇しますが、臨床においてそのような状況はほとんどありません。

アニオンギャップ上昇性代謝性アシドーシスの鑑別

アニオンギャップ上昇性代謝性アシドーシスと診断した後は、その原因を探し、治療を行います。つまり、UA が増加する原因を検索することとなります。

腎機能障害による尿毒症ではリン酸や硫酸が増加し、組織の虚血などで生じる乳酸アシドーシスでは乳酸が増加し、糖尿病などに伴うケトアシドーシスではケトン体が増加します。これらの疾患や病態がない場合には、アニオンギャップ上昇をきっかけに薬物中毒の診断に役立つこともあります。グリコール酸中毒、サリチル酸中毒、メタノール中毒、アスピリン中毒などではアニオンギャップが上昇することがあります。

これらの疾患をまとめて、「GOLDMARK」や「KUSSMAUL」といったごろあわせで覚える方法があります（表）。

乳酸アシドーシス

血中の乳酸値上昇（＞4mmol/L）を伴うアニオンギャップ上昇性代謝性アシドーシスが生じている状態です。乳酸アシドーシスには、循環不全に伴う組織の虚血や壊死により乳酸が増加する typeA 乳酸アシドーシスと、肝不全やビタミン B_1 欠乏、メトホルミンなどの薬剤性に乳酸が増加する typeB 乳酸アシドーシスがあります。typeA 乳酸アシドーシスは重症な疾患により生じることが多く、緊急での治療介入が必要となるため注意が必要です。

ケトアシドーシス

ケトン体上昇を伴うアニオンギャップ上昇性代謝性アシドーシスが生じている状態です。1型糖尿病、飢餓状態、アルコール依存症、2型糖尿病患者のソフトドリンクケトーシス（ペットボトル症候群）などが原因で発症します。高度のインスリン作用不足とグルカゴン過剰分泌により脂肪の分解が亢進し、脂肪酸代謝の過程で生じたアセチル CoA が β-ヒドロキシ酪酸に変換されることでケトン体陽性となります。アルコール性ケトアシドーシスではアルコール多飲による代謝異常や脱水・飢餓状態に伴いアセチル CoA が蓄積し、ケトン体に変換され蓄積します。

ケトアシドーシスは高血糖による口渇、多飲、倦怠感に加え、重症化すると意識障害、腹痛、嘔吐などが生じるため、早期に治療介入が必要となります。

表　アニオンギャップ上昇性代謝性アシドーシスの鑑別

GOLDMARK	KUSSMA（U）L
G：Glycols　グリコール酸中毒 O：Oxoproline　オキソプロリン（サリチル酸中毒） L：L-lactate　L型乳酸 D：D-lactate　D型乳酸 M：Methanol　メタノール中毒 A：Aspirin　アスピリン中毒 R：Renal failure　腎不全 K：Ketoacidosis　ケトアシドーシス	K：Ketoacidosis　ケトアシドーシス U：Uremia　尿毒症 S：Shock　ショック S：Salycilate　サリチル酸中毒 M：Methanol　メタノール中毒 A：Alcohol　アルコール中毒 L：Lactate　乳酸

アニオンギャップ上昇性代謝性アシドーシスの治療

　アニオンギャップ上昇性代謝性アシドーシスと診断し、原因の鑑別を行ったあとは、治療介入を行います。

　基本的な治療は、アニオンギャップ上昇の原因となっている疾患の治療を行うことです。病態が改善すれば、アニオンギャップ上昇性代謝性アシドーシスも改善していきます。循環不全による乳酸アシドーシスであれば循環動態の改善、糖尿病性ケトアシドーシスであればインスリン製剤による血糖コントロールや補液、中毒によるものであればそれぞれの原因物質に対する治療を行っていきます。

　しかし、高度に進行したアシドーシス（pH＜7.15など）の場合、循環動態の悪化や呼吸状態の悪化が生じることがあります。このような状態では、重炭酸イオンの投与や透析を行いアシドーシスの是正をすることで状態が改善するため、アシドーシスそのものに対して治療を実施します。また、慢性腎不全によってアニオンギャップ上昇性代謝性アシドーシスが生じている場合には内因性に重炭酸イオンの補充は期待できないため、重炭酸イオンの補充でアシドーシスを是正します。

重炭酸イオンの補充法：経静脈的補充

　患者状態が悪く、比較的に急速にアシドーシスの補正が必要な場合や内服での薬剤投与が困難な場合には、経静脈的に重炭酸イオンを補充します。重炭酸イオンを補充する量は以下の式で求めます。

- HCO_3^- 欠乏量＝体重（kg）×0.4×（24－HCO_3^-）

　こうして求めた重炭酸イオン欠乏量の半量を1日目に補充し、翌日もアシドーシスが持続している場合には再度補充を行います。

重炭酸イオンの補充法：経口補充

　慢性腎臓病によるアシドーシスなど慢性的に進行したアシドーシスの場合、経口投与で重炭酸イオンを補充します。

慢性腎臓病の場合、ステージ G3b 以降で重炭酸イオンが 22mmol/L 未満となった際に、重曹 1 ～ 1.5g/ 日での投与を開始します[4]。

重炭酸イオン補充の注意点

前述のとおり、アシドーシスの治療では重炭酸イオンの補充を実施することがあります。しかし、重炭酸イオンにはナトリウムが多く含まれています。重炭酸イオン 1g あたり食塩 0.7g 相当のナトリウムを含有するため、重炭酸イオンを投与すると偶発的にナトリウムが負荷されます。そのため、血圧上昇や浮腫の出現・悪化、心不全悪化などに注意が必要です。高血圧患者や心不全患者などでは、状況によっては先に血圧や心不全の治療を行った後にアシドーシス治療を行います。

引用・参考文献

1) 辻本隆史ほか. "アニオンギャップ". 水・電解質・酸塩基平衡イラスト解説 BOOK：キホンを知る 症例に学ぶ. ニュートリションケア 2019 年秋季増刊. 菅野義彦編. 大阪, メディカ出版, 80-1.
2) 湊口俊ほか. "研修医のための酸塩基平衡の診かた考え方". 研修医のための輸液・水電解質・酸塩基平衡. 藤田芳郎ほか編. 東京, 中外医学社, 2015, 108-15.
3) 柴垣有吾. "酸塩基平衡異常の診断と治療". より理解を深める！体液電解質異常と輸液. 改訂 3 版. 東京, 中外医学社, 2007, 132-5.
4) 日本腎臓学会編. "薬物治療：代謝性アシドーシスを伴う CKD 患者への炭酸水素ナトリウム投与は推奨されるか？". エビデンスに基づく CKD 診療ガイドライン 2023. 東京, 東京医学社, 2023, 119-22.

16 血液ガス分析

林野翔 東京医科大学腎臓内科学分野助教
宮岡良卓 東京医科大学腎臓内科学分野講師

血液ガス分析とは

血液ガス検査は、おもに血液のpHや、血液に溶けている酸素（O_2）や二酸化炭素（CO_2）、重炭酸イオン（HCO_3^-）を評価することで、体で起こっている呼吸や代謝の異常の有無を確認するために行う検査です。

健常人では細胞外液は弱アルカリ性（pH 7.4）に保たれていますが、これには肺による呼吸性因子（CO_2）や腎臓による代謝性因子（HCO_3^-）が関与し調整されています。また、肺では不要なCO_2の排出（換気）や生命維持に必要なO_2の取り込み（酸素化）が行われています。これらの異常を同時に評価できるのが血液ガス分析です。酸塩基平衡のくずれ（アシドーシスやアルカローシス）や酸素化・換気の異常の有無を確認し、患者の病態を推測する手がかりになります。

本稿では、血液ガス分析の結果を読み解くうえで必要な、酸塩基平衡異常や肺の酸素化・換気の評価を解説します[1]。

静脈血と動脈血のどちらを使用するか

血液ガス分析は静脈血でも動脈血でも行うことができます。酸素化の評価には動脈血での評価が必要であるため、血液ガス分析の基本は動脈血ガス分析です。しかし、動脈血採血は医療者、患者ともに負担となります。そのため、酸塩基平衡異常のみを確認するための評価では、静脈血ガスで代用することも多いのが現実です。

静脈血ガス分析から動脈血ガス分析の結果を予測でき、静脈血は動脈血と比較してpHが0.02～0.04低下、HCO_3^-が1～2mE/qL上昇、PCO_2が3～8mEq/L上昇すると報告されています[1, 2]。

検査結果の読み方

酸素化と換気の評価（表1）

前述のとおり、肺で行われる酸素化・換気の評価には動脈血ガス分析を行い、動脈血酸素分圧（PaO_2）、動脈血酸素飽和度（SaO_2）、動脈血二酸化炭素分圧（$PaCO_2$）を評価します。

PaO_2は血液中にO_2がどのくらい存在するかを示します。基準値は80mmHg以上で、80mmHg未満ではO_2不足を示唆しています。また、PaO_2と投与している酸素流

表1　血液ガス分析結果の基準値

項目	基準値
pH	7.40 ± 0.05
PaO_2	80 ～ 100mmHg
$PaCO_2$	40 ± 5mmHg
HCO_3^-	24mEq/L
SaO_2	96 ± 2%
BE	0 ± 2mEq/L

表2　$A\text{-}aDO_2$ の計算式

- 室内気の場合：$A\text{-}aDO_2 = 150 - PaO_2 - PaCO_2 / 0.83$
- 酸素投与時：$A\text{-}aDO_2 = 713 × FiO_2 - PaO_2 - PaCO_2 / 0.83$

量（FiO_2）の比である P/F や、PaO_2 と $PaCO_2$ を用いて求める肺胞気動脈血酸素分圧較差（$A\text{-}aDO_2$）を求めることで、より正確な評価が可能となります。P/F は 300 以下で急性呼吸窮迫症候群（acute respiratory distress syndrome：ARDS）を示唆します。$A\text{-}aDO_2$ は 10 以下が正常であり、それ以上の場合には動脈血の酸素化異常を示唆します。計算式は表2のとおりです。

　SaO_2 は血液中で O_2 とヘモグロビンがどのくらい結合しているかを％で示すもので、基準値は95％以上です。基準値以下では O_2 の不足を示唆します。

　$PaCO_2$ は血液中に CO_2 がどのくらい存在するかを示し、基準値は 35 ～ 45mmHg です。CO_2 が 45mmHg 以上の場合は肺からの CO_2 排出が障害されている状態で、呼吸性アシドーシスが生じている可能性が高いです。CO_2 が 35mmHg 以下の場合には肺から CO_2 を排出しすぎている状態であり、呼吸性アルカローシスが生じている可能性が高いです。

酸塩基平衡の評価

　アシドーシスやアルカローシスといった酸塩基平衡の異常を評価します。これらの異常は肺における呼吸の問題や腎臓における代謝の問題により生じます。呼吸では CO_2 の調整、代謝では HCO_3^- の調整を行っています。主要な原因が呼吸の場合は呼吸性、代謝の場合は代謝性となり、一次性変化と呼ばれます。

　一次性変化では、呼吸性アシドーシス、呼吸性アルカローシス、代謝性アシドーシス、代謝性アルカローシスの有無を評価していきます。それぞれの異常は、病態によ

って複数合併して生じることもあります。

　また、生体内ではpHの変化を最小限にとどめようとする機序があり、このはたらきは代償性変化と呼ばれます。たとえば、代謝性アシドーシスが生じる病態がある場合には、肺による呼吸性代償が生じ、呼吸によるCO_2排出を増加させ、pHを7.4に近づけます。

　血液ガス分析の解釈では、pH、PCO_2、HCO_3^-、アニオンギャップ（anion gap；AG）などを用いて上記の異常を評価します。pHは酸性かアルカリ性かの指標であり、水素イオンの量を示します。PCO_2は肺における調整因子で、酸性物質です。HCO_3^-は腎臓における調整因子で、アルカリ性物質です。

血液ガス分析の6ステップ

　血液ガス分析は、表3の6ステップを用いて行います。

ステップ1：アシデミアかアルカレミアか

　pHが7.4を下回る状態をアシデミア、上回る状態をアルカレミアといいます。アシデミアの場合にはpHを下げる要因であるアシドーシスが存在し、アルカレミアの場合にはpHを上げる要因であるアルカローシスが存在します。

ステップ2：一次性変化の評価

　一次性変化の原因が呼吸性か代謝性かを判断します。アシデミアはCO_2上昇またはHCO_3^-低下に起因します。逆にアルカレミアは、CO_2低下またはHCO_3^-上昇に起因します。それぞれ、CO_2の異常によって生じている場合は呼吸性、HCO_3^-の異常によって生じている場合は代謝性と呼びます。

ステップ3：アニオンギャップの計算

　代謝性アシドーシスの場合には以下の式でアニオンギャップを計算します（アニオンギャップの詳細は87ページ参照）。アニオンギャップが$10 \sim 14$を超える場合には、アニオンギャップ上昇と判断します。

● $AG = UA - UC = [Na^+] - ([Cl^-] + [HCO_3^-])$

ステップ4：代償性変化の評価

　一次性変化に対応し、代償性変化が生じます。呼吸性の一次性変化が生じた場合には、代謝性の代償性変化が生じます。代償性変化が予測の範囲内に収まっている場合には、正常な代償が生じていると判断します。しかし、予測の範囲外の場合には、一次性変化を生じた病態以外にも別の病態が合併していることとなります。これらの代償性変化の予測は、表4に示した代償反応の予測式をもとに計算します。

　簡略化するために、pH 7.2を下回らない代謝性アシドーシスでは以下の式を用いることができます（マジックナンバー15と呼ばれています）。

表3 酸塩基平衡の評価（6ステップ）

ステップ	評価項目	評価方法
1	アシデミアかアルカレミアか	pH
2	一次性変化が呼吸性か代謝性か	pH、PCO_2、HCO_3^-
3	アニオンギャップ（AG）の計算	$AG = [Na^+] - ([Cl^-] + [HCO_3^-])$
4	代償性変化が予測範囲内か	マジックナンバー15もしくは予測式
5	AG正常の代謝異常の評価（補正HCO_3^-）	補正HCO_3^- = [実測HCO_3^-] + ΔAG
6	総合的な診断	

表4 代償反応の予測式

一次性変化	予測範囲	代償の限界値
代謝性アシドーシス	$\Delta PCO_2 = (1 \sim 1.3) \times \Delta HCO_3^-$	PCO_2 15mmHg
代謝性アルカローシス	$\Delta PCO_2 = (0.5 \sim 1) \times \Delta HCO_3^-$	PCO_2 60mmHg
呼吸性アシドーシス	急性 $\Delta HCO_3^- = 0.1 \times \Delta PCO_2$	急性 HCO_3^- 30mEq/L
	慢性 $\Delta HCO_3^- = 0.35 \times \Delta PCO_2$	慢性 HCO_3^- 42mEq/L
呼吸性アルカローシス	急性 $\Delta HCO_3^- = 0.2 \times \Delta PCO_2$	急性 HCO_3^- 18mEq/L
	慢性 $\Delta HCO_3^- = 0.5 \times \Delta PCO_2$	慢性 HCO_3^- 12mEq/L

● 予測PCO_2 = 15 + [HCO_3^-]

　予測PCO_2が実測PCO_2よりも大きい場合には呼吸性アシドーシスの合併、小さい場合には呼吸性アルカローシスの合併と判断します。

ステップ5：（アニオンギャップが上昇している場合）
アニオンギャップ正常の代謝異常の評価（補正HCO_3^-の計算）

　アニオンギャップ上昇性代謝性アシドーシスの場合、補正HCO_3^-を計算し、ほかの代謝性の異常が合併していないかを評価します。アニオンギャップの上昇に伴い同量のHCO_3^-が消費され、実測HCO_3^-は低下します。したがって、アニオンギャップが上昇していなかったと仮定した際のHCO_3^-を補正HCO_3^-として計算します。

　補正HCO_3^-が24mEq/L程度の場合はほかの代謝性異常の合併はなし、24mEq/Lよりも小さい場合にはアニオンギャップ正常の代謝性アシドーシスの合併、大きい場合には代謝性アルカローシスが合併していることになります。

● [補正HCO_3^-] = [実測HCO_3^-] + ΔAG

ステップ6：総合的な診断

ステップ5までで、血液ガス分析による酸塩基平衡異常の診断ができました。実際の臨床の場面では、診断した酸塩基平衡異常を実際の病歴や身体所見、検査結果とあわせて評価し、鑑別疾患と照らしあわせて診断し、治療を行っていきます。

血液ガス分析の例

以下では、実際にステップを踏んで血液ガス分析結果を読んでみましょう。

症例1：透析導入間近の慢性腎臓病患者

血液ガス分析：pH 7.3、PCO_2 30mmHg、HCO_3^- 14mEq/L、Na 136mEq/L、K 5.0mEq/L、Cl 100mEq/L。

ステップ1：pH 7.4未満なのでアシデミアと判断します。

ステップ2：アシデミアでHCO_3^-が低下しているため、代謝性アシドーシスと判断します。

ステップ3：AG = 136 − (14 + 100) = 22。アニオンギャップが12を超えているためアニオンギャップ上昇と判断します。

ステップ4：予測PCO_2 = 15 + [HCO_3^-] = 15 + 14 = 29。予測PCO_2と実測PCO_2がほぼ同じ値であるため、正確な代償反応と判断します。

ステップ5：[補正HCO_3^-] = [実測HCO_3^-] + ΔAG = 14 + (22 − 12) = 24。補正HCO_3^-は24mEq/Lであり、アニオンギャップ正常の代謝性異常の合併はないと判断します。

ステップ6：この症例の酸塩基平衡異常はアニオンギャップ上昇性代謝性アシドーシスです。高度の腎機能障害を伴っており、腎不全による影響と診断します。

症例2：下痢や嘔吐の跡があり、トイレで意識を失い倒れていた
　　　　ショックバイタル患者

血液ガス分析：pH 7.1、PCO_2 30mmHg、HCO_3^- 10mEq/L、Na 146mEq/L、Cl 118mmol/L、Lac 6mmol/L。

ステップ1：pH 7.4未満なのでアシデミアと判断します。

ステップ2：アシデミアでHCO_3^-が低下しているため代謝性アシドーシスと判断します。

ステップ3：AG = 146 − (10 + 118) = 18。アニオンギャップが12を超えているためアニオンギャップ上昇と判断します。

ステップ4：ΔPCO_2 = 1 × ΔHCO_3^- = 1 × − 14 = − 14。正常な代償反応であればPCO_2は正常値から14低下する計算となります。本症例では、実際はPCO_2は10低下しており、予測よりもCO_2が貯留しているため、呼吸性アシドーシスの合併と判

断します。

ステップ5：[補正 HCO_3^-] ＝ [実測 HCO_3^-] ＋ ΔAG ＝ $10 + (18 - 12) = 16$。補正 HCO_3^- は 16mEq/L と低下しているため、アニオンギャップ正常代謝性アシドーシスの合併と判断します。

ステップ6：この症例の酸塩基平衡異常はアニオンギャップ上昇性代謝性アシドーシス、アニオンギャップ正常代謝性アシドーシス、呼吸性アシドーシスの合併です。上述の簡単な病歴から、ショックによる乳酸アシドーシスによるアニオンギャップ上昇性代謝性アシドーシス、下痢によるアニオンギャップ正常代謝性アシドーシス、意識障害に伴う低換気による呼吸性アシドーシスと想定されます。

引用・参考文献
1）飯野靖彦. Primers of Nephrology-2 酸塩基平衡. 日本腎臓学会誌. 43（8），2001，621-30.
2）龍華章裕ほか. 酸塩基平衡異常の診断と治療：酸塩基平衡への苦手意識を克服する. Hospitalist. 2（1），2014，143-68.

MEMO

2

電解質異常の
"ニガテ"解消！

高カリウム血症・低カリウム血症

和田貴彦 医療法人社団秀佑会腎クリニック高野台院長
和田朱香 東京医科大学腎臓内科学分野
森山能仁 東京医科大学腎臓内科学分野教授

高カリウム血症

高カリウム血症の概要

高カリウム血症は、通常、血清カリウム濃度5.5mEq/L以上と定義されています。近年、高齢化や薬剤の普及などにより、高カリウム血症を診療する機会が増えています。高カリウム血症は時に致死的な不整脈や心停止をひき起こすため、適切な診断や治療、食事療法が必要です。

高カリウム血症の原因

体内のカリウムの98％は細胞内に分布しているため、高カリウム血症がかならずしも体内のカリウム総量を反映しているとは限りません。高カリウム血症の原因は大きく分けて、「摂取過多」「排泄減少」「細胞内から細胞外への移動」と理解するとよいでしょう。

● 摂取過多

カリウムは緑黄色野菜やくだもの、藻類、豆類などに豊富に含まれており、腎機能障害を有する患者には、その程度に応じてカリウム摂取制限を行う必要があります。また、赤血球製剤や一部の薬剤にはカリウムが含まれているため、注意が必要です。

● 排泄減少

カリウムの90％は尿から排泄されるので、腎機能障害のある患者はとくに高カリウム血症のリスクが高くなります。また、尿からのカリウム排泄を低下させる代表的な薬剤として、レニン・アンジオテンシン・アルドステロン系ホルモンを抑制するアンジオテンシンⅡ受容体拮抗薬や、アンジオテンシン変換酵素阻害薬、ミネラルコルチコイド受容体拮抗薬などの降圧薬があげられます。これらの薬剤は、降圧効果とともに心・腎保護の効果があり、多くの心疾患や腎疾患の患者に処方されています。しかしその薬理作用上、尿からのカリウム排泄を促進するアルドステロンというホルモンの作用を減弱させ、高カリウム血症をひき起こす原因となります。そのほか、非ステロイド性抗炎症薬（NSAIDs）やある種の抗菌薬、免疫抑制薬などの薬剤も腎排泄低下による高カリウム血症をひき起こすことがあります。

●細胞内から細胞外への移動

　体内のカリウムのほとんどは細胞内に存在することから、細胞内から細胞外へのわずかな移動でも、血清カリウム濃度が大きく上昇してしまうことがあります。インスリンは細胞内外のカリウム分布を調整するおもなホルモンであるため、絶食や糖尿病患者におけるインスリン不足は高カリウム血症の原因となります。また、降圧薬の一つであるβ遮断薬やアシドーシスなどの酸塩基平衡異常、血漿の高浸透圧などによっても細胞内から細胞外へカリウムが移動します。さらに筋肉や赤血球の内部にもカリウムが含まれているため、横紋筋融解症や腫瘍崩壊症候群、消化管出血、溶血性貧血などの疾患でも高カリウム血症を呈します。

高カリウム血症の症状

　高カリウム血症は軽度であれば無症状の場合もありますが、自覚症状として悪心・嘔吐や便秘・下痢などの消化器症状、脱力感や筋力低下、弛緩性麻痺、呼吸筋麻痺などの筋骨格症状が出現します。不整脈については、軽症では上室性もしくは心室性の期外収縮などの軽症の不整脈が出現する程度ですが、重度になると心室細動や高度徐脈、房室ブロックなどの危険な不整脈が生じることがあるため、注意を要します。また、かならずしも典型的な不整脈を伴わないこともあります。

高カリウム血症の治療

　重度の高カリウム血症を認めた場合、第一に致死的な不整脈を防止する必要があります。不整脈がない場合も、今後、不整脈が発現するリスクが高いことを意識し、積極的な対応が必要となります。心電図モニターを装着し、心筋の安定を図るためにグルコン酸カルシウムの静脈投与を行います。すでに高度徐脈や洞停止をひき起こしている場合には危険な状況であり、一時的なペースメーカの装着が必要となります。

　続いて高カリウム血症を是正するために、カリウムの細胞内への移動や体外への排泄を行います。インスリンがカリウムを細胞内へ取り込むはたらきを利用して、緊急時の高カリウム血症ではブドウ糖とインスリン製剤を投与します。効果発現までに10～20分程度と即効性がありますが、体内のカリウムがなくなるわけではないので、あくまでも一時しのぎとしての治療です。カリウムを体外へ排泄する方法としては、尿からの排泄を促進するループ利尿薬や便からの排泄を促進する陽イオン交換樹脂製剤を用います。

　また、高カリウム血症に対する強力な治療として血液透析療法があります。血液透析療法は血液中のカリウムを体外で浄化します。即効性やカリウム除去効果にもっとも優れていますが、侵襲的な治療であるため、専門医による判断が必要です。

高カリウム血症における栄養ケアのポイント

　カリウムは生命維持に必要不可欠な電解質であり、健康な人には十分な摂取が推奨

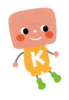
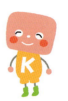

CKDステージ1（GFR ≧ 90）：制限なし
CKDステージ2（60 ≦ GFR < 90）：制限なし
CKDステージ3（45 ≦ GFR < 60）：制限なし
CKDステージ4（15 ≦ GFR < 45）：≦ 2,000mg/日
CKDステージ5（GFR < 15）：≦ 1,500mg/日
血液透析：≦ 1,500mg/日
腹膜透析：制限なし

図1　CKDステージによるカリウム摂取基準（文献1を参考に作成）

される一方、中等度以上の腎機能障害を有する人には摂取制限の必要があります（図1）[1]。

腎機能障害をはじめとしたさまざまな基礎疾患、内服薬などに十分に注意したうえで、個々の状態に応じて適切なカリウム摂取の目安を提示することが重要です。

低カリウム血症

低カリウム血症の概要

低カリウム血症は、通常、血清カリウム濃度3.5mEq/L未満と定義されています。低カリウム血症になると神経の伝導に障害が起こり、心臓や筋肉を中心として症状がみられます。致死的な不整脈や呼吸筋を含めた筋麻痺を生じる可能性もあり、低カリウム血症を認めた場合には速やかな治療が必要です。

低カリウム血症の原因

低カリウム血症の原因は、「摂取不足」「排泄亢進」「細胞外から細胞内への移動」の3つに分けられます（図2）[2]。

● 摂取不足

カリウムの摂取が不足すると、尿や便へのカリウム排泄が減少することによって調節が行われます。しかし、長期間にわたる絶食や不適切な静脈栄養、アルコール多飲による栄養不足などの過度の摂取不足の場合には低カリウム血症を来します。

● 排泄亢進

カリウムの約90％が尿から排泄されるため、低カリウム血症の際には尿から排泄亢進する病態がないかを検討する必要があります。尿からの喪失の原因で多いのはループ利尿薬やサイアザイド系利尿薬で、薬理作用上、尿量の増加とともに尿へのカリウムの排泄も増加させます。また一部の漢方薬、抗菌薬、大量の副腎皮質ステロイドも原因となります。尿細管性アシドーシスやBartter症候群、Gitelman症候群などの腎尿細管疾患や原発性アルドステロン症、Cushing症候群などの内分泌疾患でも低カリ

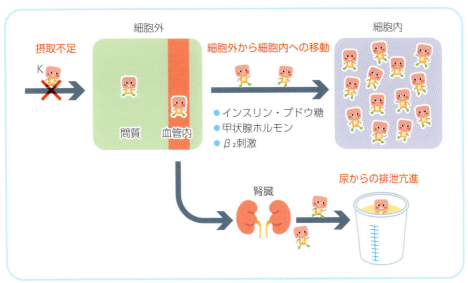

図2 低カリウム血症の原因（文献2を参考に作成）

ウム血症が出現します。また、嘔吐による胃酸の喪失は代謝性アルカローシスをひき起こし、尿へのカリウム排泄の亢進につながります[3]。尿以外からの喪失でもっとも多い原因は下痢による消化管からの喪失です。腸液はカリウムを豊富に含むため、下痢の持続により体内のカリウムは減少します。

● 細胞外から細胞内への移動

　高カリウム血症の項でも述べたとおり、細胞内外のカリウム移動の主役はインスリンです。インスリンは細胞内にブドウ糖を取り込む際にカリウムもともに細胞内に取り込むため、血清カリウム値を低下させます。そのほか、カテコラミンによるβ_2刺激や甲状腺ホルモンにも同様の作用があり、アルコール禁断症状や急性心筋梗塞、頭蓋損傷などのストレスや甲状腺中毒によっても低カリウム血症がひき起こされます[4]。

低カリウム血症の症状

　軽度の低カリウム血症では無症状の場合が多い一方、カリウムの低下とともに症状が出現し、血清カリウムが3.0mEq/L未満のような重度の低カリウム血症になると倦怠感や骨格筋症状として筋力低下、筋肉痛、しびれ（テタニー）など、消化器症状として嘔気、食思不振などが生じます。さらに重度になると、横紋筋融解症、麻痺性イレウス、呼吸不全、四肢筋麻痺、意識障害など重篤な臨床症状を呈するようになります。また、心筋の伝導障害が生じカリウムの低下に伴い不整脈の発生率も上昇します。

低カリウム血症の治療

　低カリウム血症を認めた場合、バイタルサインや筋麻痺の有無、心電図異常の有無を確認します。血清カリウム濃度が 2.5mEq/L 以上で症状や心電図変化がみられない場合は、カリウム製剤の経口投与で補正を行います。内服薬でも投与後 20 〜 30 分程度で血清カリウム濃度の上昇が得られます。くだものによる補充は、有機酸カリウムのため細胞内へ取り込まれやすく、糖分の負荷によってもカリウムの細胞内への移動が生じるため、カリウム製剤よりも効果は乏しくなります。高度の低マグネシウム血症が存在すると治療抵抗性の低カリウム血症の原因となるため、必要時はマグネシウムの補充も行います。

　血清カリウム濃度が 2.5mEq/L 未満となるような高度な場合や心電図変化がみられる場合、あるいは内服がむずかしい場合には、点滴による経静脈投与を考慮します。経静脈投与の場合は急速に補正しすぎると致死的な不整脈を誘発することがあり、投与速度や投与量に注意が必要です。また、頻回な血清カリウム濃度の確認と心電図モニタリングが必要です。

低カリウム血症における栄養ケアのポイント

　「日本人の食事摂取基準（2020 年版）」では、腎機能が正常な成人の場合、1 日のカリウム摂取量の目安を男性 2,500mg 以上、女性 2,000mg 以上としています[5]。一方、長期間の低栄養の状態では、急な栄養投与を行うとインスリンの分泌によりカリウムやリンが細胞内へ移動して低カリウム血症や低リン血症などをひき起こすリフィーディング症候群が生じるため注意が必要です。患者の全身状態やカリウム低下をひき起こすような薬剤の使用がないかに注目し、栄養状況を把握しましょう。

引用・参考文献

1) 日本腎臓学会編. "慢性腎臓病に対する食事療法基準（成人）：エネルギー". 慢性腎臓病に対する食事療法基準 2014 年版. 東京, 東京医学社, 2014, 1-4.
2) 柴垣有吾. "カリウム代謝異常の診断と治療". より理解を深める！ 体液電解質異常と輸液. 改訂 3 版. 深川雅史監修. 東京, 中外医学社, 2007, 88-115.
3) Wu, KL. et al. Identification of the Causes for Chronic Hypokalemia : Importance of Urinary Sodium and Chloride Excretion. Am. J. Med. 130（7）, 2017, 846-55.
4) 飯野靖彦. 低カリウム血症. 腎と透析. 90（5）, 2021, 873-81.
5) 厚生労働省. 「日本人の食事摂取基準（2020 年版）」策定検討会報告書. (https://www.mhlw.go.jp/stf/newpage_08517.html, 2024 年 6 月閲覧).

2 高ナトリウム血症・低ナトリウム血症

本城保菜美 東京医科大学腎臓内科学分野
長井美穂 東京医科大学腎臓内科学分野講師

ナトリウムの概要

ナトリウムはおもに食塩を通じて体内に取り込まれ、その大部分が尿から排出されます。日本人は食事で1日平均10gの前後の食塩を摂取していますが[1]、その過剰摂取は生活習慣病をはじめとしたさまざまな健康リスクと関連します。2020年より1日あたりの食塩摂取の目標量は成人男性7.5g未満、女性6.5g未満に厳格化され、高血圧や慢性腎臓病の重症化予防のために、1日あたり6.0g未満とさらに厳しい目標値が設定されています[2]。しかし、日々変化する食事の食塩摂取量を正確に把握することはむずかしく、24時間尿中ナトリウム排泄量を測定し、食塩摂取量の推定に用いられることがあります。

このように現代の食生活では食塩はつねに過剰摂取が問題となりますが、血漿ナトリウム濃度異常とは単独で関連づけられることはありません。摂取と排泄のバランスにより恒常性が維持されているからです。他方、血漿ナトリウム濃度異常はよくみられる電解質異常であり、入院患者の35％に低ナトリウム血症がみられるとされます[3]。これは、血漿ナトリウム濃度がおもに体内の水バランスに影響を受けるためであり、血漿ナトリウム濃度異常に遭遇したときはナトリウムバランスだけではなく、どこかで体内の水バランスがくずれていないかに着目しなければなりません。

ナトリウムイオンは有効血漿浸透圧物質の大部分を占めているので、血漿ナトリウム濃度が変化すると血漿浸透圧も変化します。浸透圧受容体が有効血漿浸透圧の変化を感知すると口渇刺激および抗利尿ホルモン（antidiuretic hormone；ADH）の分泌刺激を介して体内の水バランスが変化します。ADHは視床下部で産生され下垂体後葉から分泌され、腎臓に作用すると尿から排出される水分量が減ります。ADH分泌はとても厳密にコントロールされているため、飲水や食塩の摂取にかかわらず血漿ナトリウム濃度はつねに135〜145mEq/Lの範囲で維持されています。

高ナトリウム血症

高ナトリウム血症の病態

血漿ナトリウム濃度146mEq/L以上と定義されます。通常であれば、有効血漿浸透

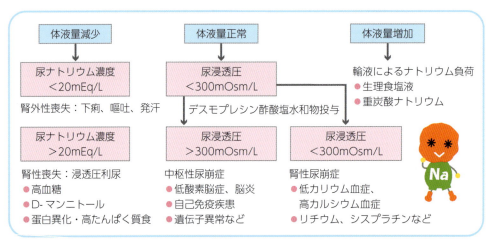

図1 高ナトリウム血症の原因

　圧の上昇に対して口渇刺激により飲水量が増え、ADH分泌により尿が減少する反応がみられるはずです。高ナトリウム血症では体液量を評価し病態を鑑別します（図1）。

　多くの場合、体液量の減少がみられますが、尿ナトリウム濃度＜20mEq/Lであれば ADH は適切にはたらいていると考えられるため、十分に水を飲めない、下痢や嘔吐、大量の汗など腎臓以外からの水の排泄が原因となります。高齢者は口渇を感じにくく、フレイルによる筋力低下、嚥下機能や日常生活動作（activities of daily living；ADL）の低下、食事からの水分摂取量の低下がみられます。また、認知機能の低下により症状を訴えられないことがあるため注意が必要です。一方で、尿ナトリウム濃度＞20mEq/Lであれば浸透圧利尿が原因と考えられます。コントロール不良な糖尿病患者の尿糖やD-マンニトールなどの利尿薬が浸透圧物質となります。また、フレイルによる蛋白異化の亢進やたんぱく質の過剰摂取により尿へ多くの尿素窒素が排泄されると、浸透圧利尿をひき起こすことがあります。

　体液量が変わらない場合、多尿で尿浸透圧＜300mOsm/Lであれば尿へ大量の水分が失われる尿崩症が原因と考えられます。中枢性尿崩症ではADHの産生や分泌に障害がありますが、腎臓は正常に反応するためADHの前駆体であるデスモプレシンを投与すれば尿浸透圧＞300mOsm/Lとなります。原因の多くは特発性ですが、低酸素脳症や脳炎、自己免疫疾患などの頭蓋内の器質的疾患、遺伝子異常が原因となります。一方で、ADHが適切に作用しない腎性尿崩症ではデスモプレシンの効果はみられません。低カリウム血症や高カルシウム血症といった電解質異常やリチウムやシスプラチンなどの薬剤が原因となります。

入院患者の高ナトリウム血症では体液量が増加していることがあります。治療のために投与した生理食塩液や重炭酸ナトリウムによるナトリウム負荷が原因となります。

高ナトリウム血症の症状

水分が細胞外へ移動し、脳細胞の萎縮によるさまざまな神経症状を呈します。いらいら感、倦怠感、易刺激性などがみられますが、重症になるとけいれんや意識障害を起こします。また、脳出血やくも膜下出血を起こすことがあります。

高ナトリウム血症の治療

原因への介入と白湯や電解質を含まない5%ブドウ糖液を用いた水分の補充により相対的なナトリウム増加を解消します。慢性の高ナトリウム血症では脳細胞の防御機構がはたらきはじめているため、急激な補正により脳浮腫を発症する危険があります。そのため治療中は頻回な血漿ナトリウム濃度の確認が必要です。

低ナトリウム血症

低ナトリウム血症の病態

血漿ナトリウム濃度135mEq/L以下と定義されます。通常であれば有効血漿浸透圧の低下に対してADH分泌が止まり、尿から多くの水が排泄されます。高ナトリウム血症では多くの場合、体液量が減少していますが、低ナトリウム血症では病態によりさまざまな体液量を示すので、より慎重な判断が求められます（図2）。

体液量が減少した低ナトリウム血症では、嘔吐や下痢、大量の発汗やサイアザイド系利尿薬の服用により、ナトリウムイオンが水分とともに喪失した状態であると考えられます。いずれも不適切な水の摂取や、腎機能の低下があると発症しやすくなります。また、有効循環血漿量の減少が15～30%ほどに達するとADHの強力な分泌刺激が起こるため、低ナトリウム血症の原因となることがあります[2]。

体液量が増加している場合、腎臓から十分に水を排出できない病態が背景にあります。進行した腎不全では糸球体濾過量が低下します。うっ血性心不全では心拍出量低下により、肝硬変では内臓血管の拡張により、ネフローゼ症候群では低アルブミン血症により有効循環血漿量が低下します。代償性に体液貯留に傾きますが、ナトリウムより水が多く貯留するため低ナトリウム血症を来します。

体液量が正常であれば抗利尿ホルモン不適切分泌症候群（syndrome of inappropriate secretion of antidiuretic hormone；SIADH）を考えます。血漿ナトリウム濃度の上昇や有効循環血漿量の低下など生理的な刺激がないにもかかわらずADH分泌が持続します。その刺激は嘔吐や痛み、不安、シスプラチンなどの薬物による一過性のこともありますが、肺炎などの胸腔内疾患や中枢神経疾患、肺小細胞が

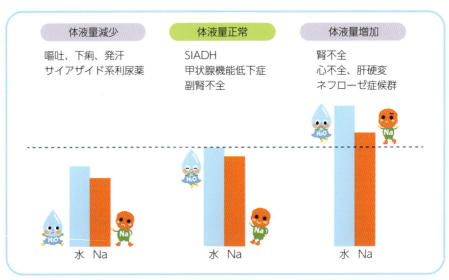

図2 低ナトリウム血症の原因

んといった悪性腫瘍など、重大な疾患が隠れていることがあります。また、SIADHでは副腎不全や甲状腺機能低下症による低ナトリウム血症を除外することが重要です。

入院中の患者では輸液に関連した低ナトリウム血症がしばしばみられます。いわゆる維持液とよばれる3号液や腎不全患者に用いられる1号液、末梢静脈栄養輸液製剤のナトリウム濃度は血漿ナトリウム濃度より低く、背景にADH分泌の亢進や水の排泄障害がある患者に漫然と低張輸液を投与することは避けなければなりません。

低ナトリウム血症の症状

水分が細胞へ移動し脳浮腫による頭痛や吐き気といった非特異的な症状がみられますが、重症になるとけいれんや意識障害、脳ヘルニアを起こします。慢性経過で無症候性のこともありますが、転倒や骨折の危険が増します。

低ナトリウム血症の治療

原因への介入と血漿ナトリウム濃度の補正により脳浮腫の重篤な合併症を防ぎます。急性経過で重篤な症状を認める場合、症状消失を目安に3%食塩液150mLを20分ほどですみやかに投与します。すでに脳細胞に代償がはたらいている場合、急激な補正は浸透圧性脱髄症候群を発症する危険があり、不可逆的な麻痺や昏睡といった重篤な症状で発症し死亡することもあるため、頻回に血漿ナトリウム濃度を確認しながら1日あたり8〜10mEq/L以内におさまるように治療します[4]。補正の予測にはAdrogue-Madias予測式を用いることもあります（図3）。

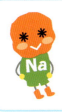
輸液補正による低ナトリウム血症の改善予測

{輸液中（[Na]＋[K]）－血清[Na]}÷（TBW＋1）

※TBW（total body water）は体重×0.6で算出する
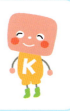

図3　Adrogue-Madias 予測式

栄養ケアのポイント

　血漿ナトリウム濃度異常の重篤な合併症を防ぐためには、早期の発見と正確な水およびナトリウムバランスへの介入が大切です。リスクのある患者や日々の血液検査で血漿ナトリウム濃度に変化の兆しがみられる患者では、食事だけでなく点滴や飲水による水分量やナトリウム含有量を把握します。

引用・参考文献
1) 厚生労働省. 平成29年国民健康・栄養調査報告.（https://www.mhlw.go.jp/stf/seisakunitsuite/bunya/kenkou_iryou/kenkou/eiyou/h29-houkoku.html, 2024年5月閲覧）.
2) 厚生労働省.「日本人の食事摂取基準（2020年版）」策定検討会報告書.（https://www.mhlw.go.jp/stf/newpage_08517.html, 2024年5月閲覧）.
3) 門川俊明訳. ハルペリン 病態から考える電解質異常. 東京, メディカル・サイエンス・インターナショナル, 2018, 528p.
4) Spasovski, G. et al. Clinical practice guideline on diagnosis and treatment of hyponatraemia. Eur. J. Endocrinol. 170（3）, 2014, G1-47.

3 高リン血症・低リン血症

荒井誠大 東京医科大学腎臓内科学分野
宮岡良卓 東京医科大学腎臓内科学分野講師

高リン血症

高リン血症の概要

一般的に血清リン濃度が5.0mg/dL以上のとき、高リン血症と診断されます。血液透析患者では3.5〜6.0mg/dLの範囲での管理が推奨されているため、6.0mg/dLより高い場合は介入が必要となります。

高リン血症の原因

高リン血症の起こる機序は、リンの①腎からの排泄低下や再吸収亢進、②腸管からの吸収増加、③分布異常（骨・細胞内から細胞外への移動）の3つに分けられます（表1）。

高リン血症のもっとも頻度の高い原因は、進行した慢性腎臓病（chronic kidney disease；CKD）です。リンはおもに腎臓から排泄されるため、腎機能障害があるとリンの十分な排出が行われず高リン血症になります。また副甲状腺機能低下や副腎不全、ビスホスホネート製剤などは尿細管からのリンの再吸収を亢進させます。さらに、リンを多く含む高たんぱく質食や食品添加物などの過剰摂取、経口・経静脈的な慢性的なリン製剤の投与も高リン血症を増悪させます。ビタミンDを含む食品の過剰摂取やビタミンD製剤の長期内服、またサルコイドーシスや悪性リンパ腫などの1α-hydroxylaseの活性が亢進する病態では、腸管からカルシウムとリンの吸収が促進され血清リン濃度を上昇させます。

通常、リンは体内のなかで細胞外（おもに血漿内）には約0.1%とごくわずかしか分布しておらず、約85%が骨、残り約15%は細胞内に分布し、エネルギー産生にかかわっています。この分布のバランスがくずれる場合も高リン血症を来す原因となります。具体的には溶血や腫瘍崩壊症候群、横紋筋融解症では細胞内から細胞外へのリン漏出により高リン血症を生じます。代謝性アシドーシス、とくに乳酸アシドーシスでは細胞内から細胞外へのリンのシフトおよび細胞内でのリン消費が減少します。糖尿病性ケトアシドーシスではインスリンが不足することから細胞内へのリンの取り込みが低下し、その結果、血清リン濃度が上昇します。

高リン血症の症状と治療

高リン血症には典型的な症状はありませんが、長期間におよぶ高リン血症は血管や臓器の石灰化をひき起こします。血管が石灰化すると動脈硬化が進行し、心筋梗塞や

表1　高リン血症の原因例

原因	具体的な病態
腎からの排泄低下や再吸収亢進	・腎不全 ・副甲状腺機能低下 ・副腎不全 ・ビスホスホネート製剤などの薬剤
腸管からの吸収増加	・たんぱく質の過剰摂取（とくに腎機能低下患者） ・ビタミンD摂取過多 ・サルコイドーシス ・悪性リンパ腫
分布異常	・溶血 ・横紋筋融解症 ・腫瘍崩壊症候群 ・乳酸アシドーシス ・糖尿病性ケトアシドーシス

脳血管疾患の発症リスクが上昇します。臓器の石灰化は異所性石灰化ともよばれ、カルシウムと結合したリン（リン酸カルシウム）が体のさまざまな部位に沈着して生じます。関節周囲や筋肉・皮膚、肺や心臓の弁などにも沈着が生じ、関節痛や掻痒感、各種臓器障害の原因となります。また、高リン血症はネガティブフィードバックによって副甲状腺ホルモン（parathyroid hormone：PTH）の分泌を亢進させ、二次性副甲状腺機能亢進症をひき起こします。この二次性副甲状腺機能亢進症も、骨からカルシウムを溶かすことで、異所性石灰化を増悪させます。

　高リン血症の原因が治療可能な疾患・病態である場合は、それに対する治療を行います。薬剤性または医原性の高リン血症が疑われる場合は同治療を中止します。もっとも頻度の高い原因であるCKDが存在する場合、リンの摂取制限（たんぱく質制限）の指導と経口リン吸着薬を中心に治療を行います。

高リン血症の栄養ケアのポイント

　リンの摂取量はたんぱく質摂取量と相関しており、たんぱく質（g）× 15mgで概算されます。厳密には、リン／たんぱく質比率は食品群によって異なり、リンの生物学的利用率（植物性食品＜動物性食品の傾向）と食品のアミノ酸スコア（植物性食品＜動物性食品の傾向）をあわせて、摂取たんぱく質を選択することが必要となります[1]。腎機能障害がない集団でたんぱく質の過剰摂取のみで高リン血症が生じることはほとんどないため、栄養ケアはとくにCKD患者において重要といえます。

　『慢性腎臓病に対する食事療法基準2014年版』において、保存期CKD患者（透析導入前のCKD患者）ではCKDの進行抑制の観点からたんぱく質制限が推奨されてい

ます。具体的には、CKD ステージ 3a 0.8 ～ 1.0g/kg（標準体重）/ 日、ステージ 3b 以降 0.6 ～ 0.8g/kg（標準体重）/ 日と示されています[1]。血液透析患者に関しては、たんぱく摂取量は 0.9 ～ 1.2g/kg（標準体重）/ 日が推奨されています[2]。腹膜透析患者では腹膜透析液へのたんぱく質喪失は、透析条件によりますが 1 日 10g 程度とされています。たんぱく質摂取量に関しては血液透析患者同様、0.9 ～ 1.2g/kg（標準体重）/ 日が推奨されています[3]。

　一方、近年、過度なたんぱく質制限を行うことは、とくに高齢者においてサルコペニア・フレイル・protein-energy wasting（PEW）を助長する可能性があることが問題となっています[2, 4]。『エビデンスに基づく CKD 診療ガイドライン 2023』においても、十分な総エネルギー摂取量の指導や、栄養状態が増悪しないかをモニタリングすることが推奨され、たんぱく質の制限に関して画一的な指導は行うべきではないとされています[5]。医師および管理栄養士や薬剤師、看護師などの医療スタッフと患者・家族とが協力しつつ、介入を行うことが重要です。

低リン血症

低リン血症の概要

　一般的に血清リン濃度が 2.5mg/dL 以下のとき、低リン血症と診断されます。血液透析患者では 3.5 ～ 6.0mg/dL の範囲での管理が推奨されており、3.5mg/dL 未満では介入が必要となります。

低リン血症の原因

　低リン血症では高リン血症とは逆に、リンの①腎からの排泄亢進や再吸収低下、②腸管からの吸収低下、③分布異常（細胞外 ［血漿内］ から骨・細胞内への移動）の 3 つの機序が原因で発症します（表 2）。

　高度の低リン血症は単独の原因よりも複数の要素が重なっていることが多いです。腎臓からの排泄亢進や再吸収低下を来す病態としては、原発性副甲状腺機能亢進症やビタミン D 欠乏、尿細管障害（ファンコーニ症候群など）や薬剤（副腎皮質ステロイド、シスプラチン、シクロスポリンなど）、アルコール多飲などがあげられます。腸管からの吸収低下は頻度が高く、経口摂取低下による低栄養や慢性下痢などが原因となります。細胞外（血漿内）から骨・細胞内へのバランスがくずれるのは、インスリン作用（とくにケトアシドーシスからの回復期）や、呼吸性アルカローシス、グラム陰性桿菌による敗血症、カルシトニンなどの薬剤性があげられます。中等度以上の副甲状腺機能亢進症において、副甲状腺亜全摘術や腎移植などの介入後、低カルシウム血症および低リン血症が生じることを「hungry bone syndrome」とよび、これも細胞外（血漿内）から骨へのリンの移動が原因となります。

表2　低リン血症の原因例

原因	具体的な病態
腎からの排泄亢進や再吸収低下	・尿細管障害 ・副甲状腺機能亢進 ・ビタミンD欠乏 ・副腎皮質ステロイド、シスプラチン、シクロスポリンなどの薬剤 ・アルコール多飲
腸管からの吸収低下	・絶食や慢性的な低栄養 ・リンの含まれていない点滴の長期投与 ・慢性下痢 ・吸収不良症候群
分布異常	・インスリン ・リフィーディング症候群（細胞内へ移動） ・カルシトニンなどの薬剤 ・hungry bone syndrome（骨へ移動）

　また、低リン血症は慢性的な低栄養が続いた患者に急激な栄養療法を開始した際に認められる病態で、致死的になることもあり、とくに注意が必要です。これは「リフィーディング症候群」とよばれますが、急激な糖負荷によりインスリンが分泌され、カリウムやリン、マグネシウムといった電解質が細胞外（血漿内）から細胞内へ移動することで生じます。

低リン血症の症状と治療

　リンはアデノシン三リン酸（adenosine triphosphate：ATP）の産生にかかわるエネルギー代謝において重要なはたらきを担っており、低リン血症ではこの代謝が障害され、全身臓器で組織低酸素症による細胞活動の低下が起こります。その結果、昏睡やけいれんなどの神経症状や、不整脈・心不全、呼吸筋機能不全による呼吸不全、貧血、脱力、筋痛などの自覚症状が出現することもあります。低リン血症が慢性的に続くと、骨の石灰化が妨げられ、正常な骨を生成できないくる病（小児）や骨軟化症（成人）をひき起こします。

　低リン血症において薬剤性や治療可能な背景疾患がある場合は、被疑薬の中止や背景疾患の治療を行います。一方、先天性疾患など治療介入の余地がない場合や摂取不足などでは、リンの補充を行うこととなります。基本的には血清リン濃度が2mg/dL以上なら治療の必要はありませんが、2mg/dL以下の場合は栄養療法によるリンの摂取量の増加や、経口あるいは経静脈的なリンの補充を検討します。

低リン血症の栄養ケアのポイント

たんぱく質の多い食品には相対的にリンも多く含まれています。「日本人の食事摂取基準（2020年版）」において、1歳以上のすべての年齢区分に対して男女ともに、たんぱく質維持必要量を0.66g/kg（体重）/日と示しています[6]。低リン血症に対する栄養療法としては牛乳やヨーグルト、チーズなどの乳製品がもっとも有効です。リンは鶏卵やいくらなどの卵類、鶏肉や牛肉などの肉類や、魚介類や大豆製品などにも含まれます。慢性的な低リン血症が持続する場合は経口リン酸製剤の適応となります。経口摂取が困難な場合や急性期の症状がある場合、リフィーディング症候群の発症リスクがある場合は、1日100～150mg程度の経静脈的な補充を行います。ビタミンD欠乏がある場合はビタミンDを補充しつつ、上記の栄養療法を併用します。

引用・参考文献

1) 日本腎臓学会編. 慢性腎臓病に対する食事療法基準2014年版. 東京, 東京医学社, 2014, 48p.
2) 日本透析医学会. サルコペニア・フレイルを合併した透析期CKDの食事療法. 日本透析医学会雑誌. 52 (7), 2019, 397-9.
3) 腹膜透析ガイドライン改訂ワーキンググループ編. "栄養管理". 腹膜透析ガイドライン2019. 東京, 医学図書出版, 2019, 33-44.
4) 日本腎臓学会. サルコペニア・フレイルを合併した保存期CKDの食事療法の提言. 日本腎臓学会誌. 61 (5), 2019, 525-56.
5) 日本腎臓学会編. "CKD患者にたんぱく質摂取量を制限することは推奨されるか？". エビデンスに基づくCKD診療ガイドライン2023. 東京, 東京医学社, 2023, 87-9.
6) 厚生労働省.「日本人の食事摂取基準（2020年版）」策定検討会報告書.（https://www.mhlw.go.jp/stf/newpage_08517.html, 2024年6月閲覧）.

3

症例でなっとく！
電解質異常

高齢者の電解質異常

谷田部香奈子 東京医科大学腎臓内科学分野
森山能仁 東京医科大学腎臓内科学分野教授

症例1 脱水による高ナトリウム血症

患者紹介

患者：70歳代後半、男性、独居。

現病歴：50歳代からの高血圧性腎硬化症による慢性腎臓病で当科へ通院中。5日前から食思不振と全身倦怠感が続き当院を受診し、血液検査で腎機能の悪化と炎症反応高値を認め、入院となった。

既往歴：右被殻出血後（50歳代）、中咽頭がん（50歳代）、前立腺肥大症（60歳代）、甲状腺機能低下症（60歳代）。

内服薬：ランソプラゾール（ランソプラゾール OD 錠）15mg・1回1錠・1日1回。アムロジピン（アムロジピンベシル酸塩 OD 錠）2.5mg・1回1錠・1日1回。レボチロキシンナトリウム水和物（チラーヂン S®錠）25μg・1回1.5錠・1日1回。

身体所見・検査所見

入院時の身体所見：身長157.0cm、体重42.0kg、BMI 17.0kg/m^2、血圧116/75mmHg、脈拍96回/分、体温38.2℃、SpO2 98%（室内気）。頭頸部；眼瞼結膜蒼白なし、眼球黄染なし。舌；乾燥あり。胸部；心音純、心雑音は聴取しない、呼吸音は清。腹部；平坦、軟、腸蠕動音は正常。腰部；両側背部に叩打痛あり。四肢；両下腿の浮腫なし。皮膚；ツルゴール（緊張度）低下。

検査所見：入院時の検査所見は表1のとおり。

診断・治療・経過

● 診断：尿路感染症、脱水による腎機能障害および高ナトリウム血症

血液検査にて炎症反応の上昇、尿所見で膿尿を認め、尿路感染症と診断して抗菌薬治療を開始しました。また入院時の身体所見で、舌の乾燥と皮膚のツルゴール低下を認めました。検査所見では血液の濃縮傾向（ヘモグロビン［Hb］・ヘマトクリット［Ht］の上昇、血漿浸透圧の上昇）、BUN/Cre 比の上昇、尿比重・浸透圧の上昇、尿中のナトリウム排泄が20mEq/L未満と低下を認め、エコーで下大静脈径は6mmと虚脱しており、血管内脱水を呈しました。食事だけでなく水分もほとんどとれていないという臨床経過も判明し、尿路感染症を契機に全身状態が悪化して、脱水による腎機能障害の増悪および高ナトリウム血症を呈していたため、補液を行いました。

表1　症例1の入院時の検査所見

血液一般検査		生化学検査		電解質		尿検査	
WBC（/μL）	13,000	TP（g/dL）	6.5	Na（mEq/L）	152	尿比重	1.020
好中球（%）	92.6	Alb（g/dL）	2.9	Cl（mEq/L）	124	pH	5.5
RBC（×10^6/μL）	4.35	UA（mg/dL）	14.2	K（mEq/L）	4.6	蛋白	＋
Hb（g/dL）	14.5	BUN（mg/dL）	62.0	Ca（mg/dL）	8.6	潜血	＋
Ht（%）	44.2	Cre（mg/dL）	3.10	P（mg/dL）	3.6	白血球	3＋
PLT（×10^3/μL）	33.0	eGFR（mL/分/1.73m^2）	16.8			Na（mEq/L）	18
		CRP（mg/dL）	18.72			K（mEq/L）	43
		Glu（mg/dL）	89			尿浸透圧（mOsm/kg）	323.1
		血漿浸透圧（mOsm/L）	332.3				

表2　症例1のナトリウム、尿素窒素、クレアチニン値の推移

	第1病日	第3病日	第5病日	第9病日
Na（mEq/L）	152	148	143	138
BUN（mg/dL）	62.0	40.7	29.3	31.5
Cre（mg/dL）	3.10	2.56	1.84	1.69

● **治療と経過**（表2）

　抗菌薬治療により炎症反応は改善し、1日1,000mLの5％ブドウ糖液補液によって身体所見上、脱水は改善傾向を認めました。第3病日時点でナトリウム値とクレアチニン値は改善傾向でしたが、依然として高値であったため補液は継続しました。その後、全身状態は改善して食事量や飲水量が増えていき、ナトリウム値と腎機能がさらに改善したため、第5病日で補液を中止しました。第9病日にはもとの腎機能に戻り、ナトリウム値も正常範囲内となりました。

解説

　通常は、血清ナトリウム値が上昇すると口渇を感じて水を飲むようになります。また、脳の視床下部で合成され下垂体後葉で貯蔵・分泌される抗利尿ホルモン（antidiuretic hormone；ADH）によって腎尿細管での水の再吸収が促され、尿量は減

少します。そのため、通常は高ナトリウム血症になることはありません。しかし高齢者では若年者に比べて体内の総水分量が少なく口渇感を感じにくいため、脱水に陥りやすくなります。また、認知機能や日常生活動作（activities of daily living；ADL）が低下している場合や感染症などによる全身状態悪化時には、自らの飲水行動が困難になります。さらに感染症罹患時には、発熱による不感蒸泄や発汗が増えて体内の水分が失われ、高ナトリウム血症のリスクが高まります。

　脱水による高ナトリウム血症は、経口で水分を摂取できない場合には補液を行うことで改善します。ところが、ナトリウムを含む細胞外液を入れ続けると高ナトリウム血症が悪化する可能性があります。著明な血圧低下など、バイタルサインの異常を来していなければ、通常は5％ブドウ糖液で補正を行います。しかし、高齢者の慢性的な経過の場合、脳細胞内の浸透圧は上昇しているため、不適切な補液による急速補正によって細胞内への水移動が起こり、脳浮腫を発症する危険性があります。そのため、ナトリウム補正速度は1時間0.5〜1.0mEq/L、1日8〜10mEq/L程度にとどめることが望ましいとされています。

症例2　疼痛によるストレス性のホルモン異常による低ナトリウム血症

患者紹介

患者：70歳代後半、女性。

現病歴：60歳代から高血圧症のため近医で加療中。1週間前より、前胸部から肩甲骨にかけて疼痛が出現。徐々に食事摂取不良を認めていたが、水分摂取は可能であった。疼痛に一致した部位に丘疹（きゅうしん）が出現し、近医皮膚科を受診したところ汎発性帯状疱疹が疑われ、翌日に当院皮膚科へ紹介され、入院となった。入院時の血液検査で低ナトリウム血症を呈しており、当科にコンサルテーションとなった。

既往歴：特記事項なし。

内服薬：アムロジピン（アムロジピンベシル酸塩錠）5mg・1回1錠・1日1回。

身体所見・検査所見

入院時の身体所見：血圧132/73mmHg、脈拍73回/分、体温36.8℃、SpO₂ 98％（室内気）。頭頸部；眼瞼結膜蒼白なし、眼球黄染なし。胸部；心音純、心雑音は聴取しない。呼吸音は清。前胸部に紅斑と丘疹を認める。腹部；平坦、軟、腸蠕動音は正常。四肢；両下腿の浮腫なし。皮膚；ツルゴール低下なし。胸部X線；心胸比45％、胸水貯留なし。

検査所見：各検査所見は表3のとおり。

表3 症例2の入院時の検査所見

血液一般検査		生化学検査		電解質		尿検査	
WBC (/μL)	2,500	TP (g/dL)	7.6	Na (mEq/L)	120	尿比重	1.015
RBC ($\times 10^6$/μL)	4.82	Alb (g/dL)	4.5	Cl (mEq/L)	89	pH	6.0
Hb (g/dL)	14.7	BUN (mg/dL)	12.3	K (mEq/L)	4.1	ケトン体	3 +
PLT ($\times 10^3$/μL)	16.0	Cre (mg/dL)	0.59			蛋白	+
		eGFR (mL/分 /1.73m^2)	105.2			潜血	−
		血漿浸透圧 (mOsm/L)	250			Cre (mg/dL)	85.2
		ADH (pg/mL)	2.5			Na (mEq/L)	43.0
						K (mEq/L)	19.0
						尿浸透圧 (mOsm/kg)	397

診断・治療・経過

● 診断：ADH過剰分泌による低ナトリウム血症

　血清ナトリウム値は120mEq/L、血漿浸透圧は250mOsm/Lとどちらも低値を認め、低張性低ナトリウム血症に分類されます。尿浸透圧は397mOsm/kgと、基準値の100mOsm/kgより高く高張尿を認め、尿中ナトリウム値も20mEq/L以上でナトリウム尿は持続しており、細胞外液量は脱水や体液過剰を示唆する臨床所見はなくほぼ正常でした。内分泌検査では、低張性低ナトリウム血症にもかかわらずADHの分泌抑制が認められませんでした。

　帯状疱疹の疼痛によるストレス性のADHの不適正分泌を認め、ADHの作用で尿が濃縮されて高張尿を認め、低張性低ナトリウム血症を呈するものの、体液バランスはほぼ正常で尿中ナトリウム排泄は保たれていました。このことから、ADH過剰分泌が原因で低ナトリウム血症を発症し、食事摂取不良や飲水が保たれていたことも影響したと考えました。

● 治療と経過

　帯状疱疹に対してはアシクロビルの点滴と鎮痛薬にて適宜疼痛コントロールを行い、疼痛および食思不振は改善しました。通常、低ナトリウム血症に関しては意識障害などの重篤な自覚症状がなく、血清ナトリウム値が120mEq/L以上で尿中のナトリウムやカリウムの排泄がそれほど多くなければ、飲水制限のみで自然に回復すると考えられます。ところが、入院前日に前医で測定された血清ナトリウム値は130mEq/L

表4　症例2のナトリウム、クロール、カリウム値の推移

	第1病日	第2病日	第3病日	第5病日
Na（mEq/L）	120	125	132	135
Cl（mEq/L）	89	91	94	99
K（mEq/L）	4.1	3.9	4.5	4.3

　と、1日で10mEq/Lも急激に減少していたため、水制限に加えて生理食塩液1,000mL
の補液を行いました。その後、表4のようにナトリウム値は緩徐に補正され、第5病
日には135mEq/Lにまで改善しました。

解説

●低ナトリウム血症発症の原因

　血清ナトリウム濃度は体内の水分量により相対的に変化するため、低ナトリウム血
症においてはナトリウムの不足量だけではなく、体内の水分量を把握することも重要
です。また、発症要因は水分摂取量とADH分泌の2つを考慮しなくてはなりません。
通常は大量に水分を摂取してもADHが適切に抑制されれば十分量の尿が排泄される
ため、低ナトリウム血症は生じません。逆にADHが過剰に分泌されても口渇感によ
らない過剰な水分摂取がなければ、低ナトリウム血症は生じません。このように、低
ナトリウム血症の発症に関しては"ADH分泌の異常"と"口渇感によらない水分摂
取"の両方が原因となります。

　本症例は1週間ほど食事摂取不良の状態であり、飲水はできていたようですが電解
質の含まれていない真水だけを飲んでいました。もともと帯状疱疹による痛みで
ADHが過剰分泌されていたところに、食事からのナトリウム摂取量が減って水分摂
取量が増えていたことも加わり、低ナトリウム血症を発症したと考えられます。ちな
みにADHの分泌は、血漿浸透圧の上昇だけでなく、手術や疼痛などによるストレス、
嘔気・嘔吐、腫瘍、薬剤（とくに向精神薬など）の要因によっても刺激されます。

　また、高齢者では遠位尿細管でのナトリウム再吸収能の低下や、レニン - アルドス
テロン系のホルモンの反応性が低下していることによって腎臓でのナトリウム喪失が
生じ、その結果として低ナトリウム血症を発症することがあります。このような病態
を鉱質コルチコイド反応性低ナトリウム血症（mineralocorticoid responsive
hyponatremia of the elderly；MRHE）とよび、この患者の尿中ナトリウム排泄の亢
進にも影響していた可能性があります。

●低ナトリウム血症の症状と対処法

　低ナトリウム血症の症状は、血清ナトリウム値が120 ～ 130mEq/L 程度では軽度の虚脱感や疲労感を自覚し、110 ～ 120mEq/L に至ると精神錯乱、頭痛、嘔気、食欲不振などの精神症状が出現します。また110mEq/L 以下の重症な低ナトリウム血症では、けいれんや昏睡を来し予後不良となります[1]。

　治療は、先述のように軽症であれば水制限で十分ですが、回復が得られない場合や急性発症の場合は0.9%の生理食塩液の点滴静注、重症例には高張の3%の生理食塩液の投与を行います。また慢性的な低ナトリウム血症では、急激に血清ナトリウム濃度を補正しようとすると、細胞外液の浸透圧が急速に上昇し脳細胞から水が流出して細胞が萎縮し、浸透圧性脱髄症候群（osmotic demyelination syndrome；ODS）が生じます。補正速度は1 ～ 2mEq/L/ 時程度に抑え、治療当日の補正としては1 日 8mEq/L 以下を目安にします。

引用・参考文献

1）勝谷友宏ほか. 高齢者の水・電解質異常の特徴と管理. 日本内科学会雑誌. 92（5），2003，799-805.
2）萩原大輔ほか. 高齢者と水・電解質異常. 日本老年医学会雑誌. 59（2），2022，140-6.
3）柴垣有吾. 水代謝（ナトリウム濃度）異常の考え方. 日本腎臓学会誌. 50（2），2008，76-83.

コラム　管理栄養士に期待すること

ナトリウム値を補正する際は水分量も考慮しよう

　本稿で紹介した2 症例は外来でよくみる高齢者におけるナトリウム値異常の症例ですが、長期入院中の患者におけるナトリウム値異常は、医原性に起こっていることも少なくありません。

　たとえば、ナトリウム濃度の低い輸液を投与し続けていたり、経腸栄養で栄養管理を行っていると、しばしば低ナトリウム血症を経験します。経腸栄養剤はナトリウム含有量が少ないことに加え、白湯が相対的に多い場合には希釈されて低ナトリウム血症をひき起こす原因となります。また高齢者では嚥下機能の問題から粥などの軟食を食べていることが多く、水分過多になることがあります。そのため、低ナトリウム血症に対して飲水を制限している場合でも、食事からの水分摂取が多くなり水分制限がうまく機能しないことがあります。ナトリウム値の補正を行う場合は、つねにナトリウム量（食塩）だけではなく水分量も考慮しましょう。

2 下痢・嘔吐時の電解質異常

神田睦生 東京医科大学腎臓内科学分野
鈴木梨江 東京医科大学腎臓内科学分野助教

症例1 下痢に伴う低ナトリウム血症

患者紹介

患者：20歳代、女性。

既往歴：とくになし。

現病歴：4日前に飲食店で生卵を食べた。2日前より38℃台の発熱と右下腹部痛が出現した。1日10回以上の水溶性下痢が続き、食事もまったくとれなくなったため、来院した。

身体所見・検査所見

身体所見：身長160.0cm、体重50.3kg（もとの体重は53.0kg前後）。体温39.1℃、血圧95/50mmHg、脈拍110回/分。口腔内は乾燥しており、毛細血管再充満時間は3秒だった。右下腹部に圧痛があり、腸蠕動は亢進していた。

検査所見：WBC 11,500/μL、BUN 30mg/dL、Cre 0.9mg/dL、Na 130mEq/L、K 3.8mEq/L、Cl 95mEq/L、CRP 1.1mg/dL。

診断・治療・経過

診断：腹部コンピュータ断層撮影（computed tomography；CT）検査で、右半結腸を中心に大腸壁の肥厚を認めました。便培養を施行したところ、*Salmonella Enteritidis* が検出され、サルモネラ腸炎と診断しました。

治療と経過：頻回の下痢で倦怠感が強く、食事もとれないことから、自宅での療養は困難であると判断して入院としました。来院時は血圧低下に加えて脈拍が増加しており、下痢に伴う細胞外液量の減少が疑われました。また血液検査では、血清ナトリウム濃度が130mEq/Lと低ナトリウム血症を認めました。細胞外液補充液を1日2,000mLで投与開始したところ、時間とともに下痢の回数は少なくなり、第3病日からは食事がとれるようになりました。第4病日には点滴終了となり、発熱や腹痛も改善したことから、第5病日には自宅に退院となりました（表1）。

まとめ

サルモネラ腸炎は、わが国ではカンピロバクター、ウェルシュ菌に次いで多い細菌性腸炎です。

本症例では、病歴や身体所見から下痢に伴う細胞外液量の減少が疑われました。食事がとれないこともあり、入院後は細胞外液補充液を開始しました。また下痢は通常、

表1 症例1の血清ナトリウム濃度、体重、輸液量の推移

	入院日	第2病日	第3病日	第4病日	退院日
血清 Na 濃度（mEq/L）	130	134	–	138	–
体重（kg）	50.3	50.8	51.4	52.0	52.4
細胞外液補充液（mL）	2,000	2,000	1,000	500	

表2 経口補水液の成分表（一例）

Na^+（mEq/L）	K^+（mEq/L）	Cl^-（mEq/L）	ブドウ糖（%）
50	20	50	1.8

ナトリウムやカリウムなどの電解質が豊富で血液とほぼ等張であり、ナトリウム濃度は変化しにくいです。しかし本症例のように食事がまったくとれず、飲水のみ可能であった場合などは、ナトリウム摂取不足に加えて細胞外液量低下によりバソプレシン（抗利尿ホルモン［antidiuretic hormone：ADH］）が亢進し、尿中の自由水吸収が促進されるため、低ナトリウム血症が生じます。低ナトリウム血症の補正としても、細胞外液補充液が選択されました。またサルモネラ腸炎の治療方法ですが、本症例のような若年者などで特別な既往がない人は、自然軽快することが多いです。全身状態が重症でない場合は、症状改善につながらずかえって保菌状態も長くなる可能性もあるため、抗菌薬は使用しないことが推奨されています。水分摂取としては、ナトリウム、カリウムなどの電解質が調整された経口補水液（oral rehydration solution：ORS）が推奨されており、ドラッグストアなどで販売されています（表2）。

症例2　下痢に伴う高ナトリウム血症・低カリウム血症・アニオンギャップ非開大性アシドーシス

患者紹介

患者：60歳代後半、男性。

既往歴：高血圧、2型糖尿病。

現病歴：腸間膜動脈閉塞症による小腸壊死に対して小腸切除し、術後3日目である。術後から500〜1,000mL/日の下痢が続いていた。食事再開はできておらず、細胞外液補充液を点滴していたが、高ナトリウム血症および低カリウム血症が進行した。

身体所見・検査所見

身体所見：身長 172.0cm、体重 70.0kg、体温 36.8℃、血圧 130/60mmHg、脈拍 70 回 / 分。毛細血管再充満時間は 2 秒以内だった。腹部は全体的に軽度の圧痛を認め、腸蠕動音はやや亢進していた。

検査所見：BUN 38mg/dL、Cre 1.6mg/dL、Na 150mEq/L、K 2.8mEq/L、Cl 123mEq/L、pH 7.33、HCO_3^- 15mEq/L、pCO_2 42Torr、AG 12mEq/L、尿 Na 40mEq/L、尿 K 15mEq/L。

診断・治療・経過

診断：小腸切除により遺残小腸は 120cm と短く、手術後から下痢を認めました。感染症を含むほかの急性下痢症が否定的であったことから、短腸症候群による吸収障害に伴う下痢および電解質異常と診断しました。

治療と経過：血液検査では血清ナトリウム値 150mEq/L と高ナトリウム血症を認めました。血圧低下や脈拍増加は目立たず、細胞外液量の明らかな欠乏は認めませんでした。連日の 1,500mL の細胞外液補充液投与によるナトリウム負荷および下痢による自由水欠乏が原因として疑われたため、補液を 5%ブドウ糖 500mL と細胞外液補充液 1,000mL に切り替えたところ、血清ナトリウム値は 145mEq/L まで低下し、それに伴い高クロール血症も改善しました。また血清カリウム値 2.8mEq/L と低カリウム血症を認めましたが、尿中カリウム排泄は低下しており、カリウムの補充不足や下痢によるカリウム喪失が疑われました。経静脈的にカリウム補充を行ったところ、カリウムの上昇を認めました。その後の経過としては、中心静脈栄養（total parenteral nutrition；TPN）に切り替えつつ、徐々に経腸栄養を開始していきました（表3）。

まとめ

通常は、ADH の分泌や口渇により自由水欠乏が防がれ、ナトリウム濃度を適切な範囲に調節する機構がはたらき、高ナトリウム血症が生じないようにコントロールされています。しかし本症例のように、術後などのため自由水が十分にとれない状況では生じることがあります。また短腸症候群などの吸収不良障害が原因の下痢は、ナトリウムなどの電解質が比較的少なく、自由水の喪失が主体となり高ナトリウム血症が生じたと考えられます。さらに連日の細胞外液補充液の負荷により、高ナトリウム血症が助長されていました。

本症例では、細胞外液量はある程度充足していると判断し、高ナトリウム血症のさらなる進展を防ぐため、一部の点滴を 5%ブドウ糖に変更しました。また通常は下痢が続くと、下痢に含まれるカリウムや重炭酸イオンの喪失により、低カリウム血症やアニオンギャップ非開大性の代謝性アシドーシスが生じます。本症例でも、pH は 7.33

表3 症例2の血清ナトリウム・クロール・カリウム濃度と輸液量、下痢量の推移

	術直後	術後3日目	術後5日目	術後7日目	術後10日目
血清Na濃度 (mEq/L)		150	145	143	139
血清Cl濃度 (mEq/L)		123	117	115	108
血清K濃度 (mEq/L)		2.8	3.4	3.8	4.2
輸液量 (mL)	細胞外液補充液 1,500	細胞外液補充液 1,000 ＋5％ブドウ糖 500＋K補充	細胞外液補充液 1,000 ＋5％ブドウ糖 500＋K補充	TPN開始	経腸栄養開始
下痢 (mL)	500～1,000	800	600	400	100

でアニオンギャップ（$Na^+ - [Cl^- + HCO_3^-]$）は12mEq/Lと正常値でしたが、重炭酸イオン（HCO_3^-）は15mEq/Lと低下していました。経静脈的もしくは経口でのカリウムや重炭酸の補充が検討されます。また感染性腸炎などが否定されれば、止痢薬も検討されます。

症例3　嘔吐に伴う低カリウム血症・代謝性アルカローシス

患者紹介

患者：70歳代、男性。

既往歴：上行結腸がんの術後。

現病歴：前日夕方より突然の腹痛と嘔吐が出現し、翌日になっても症状が改善せず、食事もとれないため救急搬送された。腹部単純X線検査で腸管ガスの貯留、腹部CT検査で胃から小腸全体の拡張や液体貯留を認め、血液検査では低カリウム血症および代謝性アルカローシスを認めた。

身体所見・検査所見

身体所見：身長168.0cm、体重63.0kg、体温37.2℃、血圧110/50mmHg、脈拍100回/分。腹部は膨満しており、上腹部に軽度の圧痛を認めた。腸蠕動音は低下していた。

検査所見：WBC 9,600/μL、BUN 18mg/dL、Cre 1.1mg/dL、Na 138mEq/L、K 3.2mEq/L、Cl 109mEq/L、pH 7.45、HCO_3^- 30mEq/L、pCO_2 35Torr、尿Na 50mEq/L、尿K 40mEq/L、尿Cl 20mEq/L。

表4　症例3の点滴量と尿量・胃管排液の IN/OUT バランス

(mL)	第1病日	第2病日	第3病日	第4病日
細胞外液補充液	2,000	1,500	1,500	500 + 流動食開始
尿量	1,100	800	1,000	1,000
胃管排液	500	300	100	50

表5　胃液と下痢の電解質成分表

(mEq/L)	Na^+	K^+	Cl^+	HCO_3^-
胃液	50	5～10	110	0
炎症性下痢（大腸型）	50～100	15～20	50～100	10
分泌性下痢（小腸型）	40～140	15～40	20～105	20～75

診断・治療・経過

診断：画像所見で腸管ガスの貯留と鏡面像（niveau）の形成を認め、胃から小腸全体の拡張や液体貯留があり、上行結腸がんの術後であったことから、癒着性腸閉塞の診断となりました。また、嘔吐に伴う低カリウム血症および代謝性アルカローシスが疑われました。

治療と経過：入院後から絶食による腸管安静のうえで、減圧のため胃管が挿入されました。嘔吐に伴う細胞外液量低下および代謝性アルカローシスが起こり、細胞外液補充液 2,000mL/ 日で投与開始しました。胃管排液量や尿量にあわせて、適宜補液の量を調整しました。また低カリウム血症に対しては、経静脈的に補充しました。第4病日に流動食の食事を開始したところ経過良好であり、保存的加療のみで第7病日に自宅退院となりました（表4）。

まとめ

　腸閉塞の患者では、閉塞に伴う通過障害のほかに、腸管の再吸収障害や腸管浮腫に伴う体液損失が起こるため、適切な補液量が重要です。また、嘔吐に伴う低カリウム血症や代謝性アルカローシスが生じます。下部消化管液のカリウム濃度は 15 ～ 40mEq/L と比較的高いですが、胃液中のカリウム濃度は 5 ～ 10mEq/L と低いことから、嘔吐による低カリウム血症は尿中カリウム排泄がおもな要因です。

　嘔吐に伴い胃液中の H^+ が喪失すると、H^+ を中和するための重炭酸イオンの腸管内分泌が減り、そのぶんの重炭酸イオンが蓄積して代謝性アルカローシスになります。

増加した尿中の重炭酸イオンは陰イオンであることから、陽イオンであるナトリウムやカリウムが尿細管で引きつけられ、尿中の排泄が亢進します。ナトリウム喪失によるアルドステロン亢進も伴い、尿中カリウム排泄はさらに促進して低カリウム血症となります。嘔吐における低カリウム血症および代謝性アルカローシスの治療は、細胞外液量の補正とカリウムの補正を行います。胃液と下痢の電解成分は表5のとおりです。

引用・参考文献

1) 厚生労働省健康・生活衛生局 感染症対策部 感染症対策課. 抗微生物薬適正使用の手引き（案）. 第三版. (https://www.mhlw.go.jp/content/10906000/001155035.pdf, 2024年6月閲覧).
2) Emmett, M. et al. Acid-base and electrolyte abnormalities with diarrhea. Sterns, RH. et al. ed. (https://pro.uptodatefree.ir/Show/2320, 2024年6月閲覧).
3) Mount, DB. Causes of hypokalemia in adults. Sterns, RH. et al. ed. (https://www.uptodate.com/contents/causes-of-hypokalemia-in-adults, 2024年6月閲覧).
4) Emmett, M. et al. Causes of metabolic alkalosis. Sterns, RH. et al. ed. (https://www.uptodate.com/contents/causes-of-metabolic-alkalosis/print, 2024年6月閲覧).
5) 日本静脈経腸栄養学会編. 静脈経腸栄養ガイドライン. 第3版. 東京, 照林社, 2013, 488p.

コラム 管理栄養士に期待すること

短腸症候群における3段階の栄養補給

2症例目の短腸症候群とは、広範な腸管切除（通常、小腸の全長の3分の2以上）後に、栄養素の吸収に必要な小腸長が不足して吸収能が低下する疾患です。そのため、経口あるいは経腸栄養では水分、電解質などの必要量が満たされない状態となります。臨床経過は3期に分かれており、術直後期はTPNなどで経静脈的に栄養補給を行い、回復適応期より経腸栄養を開始します。安定期にはTPNからの離脱をめざしていきます。

3

周術期の電解質異常

山下遥子 東京医科大学腎臓内科学分野
知名理絵子 東京医科大学腎臓内科学分野助教

はじめに

　周術期とは、手術中だけでなく、手術の前後の期間を含めた、手術と関連した一連の期間のことをいいます。周術期には、体内に取り込まれるもの（イン［in］：食事、飲水、点滴など）と体外に排泄されるもの（アウト［out］：排尿、排便、発汗、不感蒸泄［皮膚からの水分の蒸発］など）のバランスがくずれやすく、これが電解質異常につながります。具体的には、周術期は禁食となり、インをおもに点滴でまかなうことが多くなります。ふだんは自由に食事を摂取できている人が、経口摂取なしで点滴投与のみに制限され、体内に入ってくる電解質や水分が多すぎたり少なすぎたりするとき、電解質異常が起こります。

　また、周術期は平常時と比べて汗や不感蒸泄が増えたり、手術中に出血したり、術後にドレーンからの排液や創部からの滲出液が出たりするため、アウトの増加を考慮する必要があります。さらに、イン・アウト以外にも、手術後のホルモン異常や臓器障害が電解質異常の原因となることがあります。

　このように周術期はさまざまな要因によって電解質異常が起こりやすい（表1）ため、状況にあわせた適切な補液と電解質補充が必要です。

症例1　低張液の投与継続による低ナトリウム血症

患者紹介

患者：80歳代前半、男性。

現病歴：絞扼性イレウスで手術を施行した。手術直後の血清ナトリウム値は134mEq/L。術後は禁食で、1日1,500mLの3号液輸液を継続したところ、15日間で血清ナトリウム値は118mEq/Lまで低下した。

身体所見・血液検査所見・画像所見

身体所見：身長170.0cm、体重45.0kg、体温36.2℃、血圧99/58mmHg、脈拍78bpm、SpO$_2$ 97%（室内気）、意識レベル GCS E3V5M6（ややぼんやりしている）。

血液検査所見：BUN 16.5mg/dL、Cre 0.55mg/dL、Na 118mEq/L、K 5.1mEq/L、Cl 89mEq/L。

画像所見：胸部X線画像で心胸比は正常。

表1　術後に起こりやすい電解質異常とその原因

電解質異常	原因	電解質異常	原因
低ナトリウム血症	低張液補液 抗利尿ホルモン不適合分泌症候群（SIADH） 嘔吐 下痢 胃液の吸引 利尿薬	高ナトリウム血症	脱水 高張液補液
低カリウム血症	発汗 嘔吐 下痢 人工肛門からの過剰排泄 胃液	高カリウム血症	補液 輸血 急性腎障害
低カルシウム血症	腫瘍崩壊症候群 低栄養 甲状腺がん術後	高カルシウム血症	長期臥床
低リン血症	低栄養 下痢 脂肪便	高リン血症	横紋筋融解症
低マグネシウム血症	低栄養 下痢	高マグネシウム血症	マグネシウム製剤 （下剤、制酸剤）

診断・治療

診断：ナトリウムの投与不足による低ナトリウム血症。

治療：補液の種類をナトリウム濃度の高いものへ変更したところ、血清ナトリウムは徐々に上昇し、基準範囲の137mEq/Lまで改善しました。

要点

　　厚生労働省の「日本人の食事摂取基準（2020年版）」では、食塩相当量は成人1人1日あたり男性7.5g未満、女性6.5g未満と設定されています[1]。また、ヒトが1日に必要とする水分量（維持輸液）はおおむね30mL/kgといわれ、それに不足分（不感蒸泄、出血、排液など手術による追加のアウト）を加味して補液量を決定します。本症例は体重45.0kgのため維持輸液量は1,350mLで、それに追加のアウト分を考慮すると補液1,500mLは理にかなった量といえます。

　　3号液1,500mLにはナトリウム105mEq（食塩相当量で約6.18g）が含まれています。前述の基準と比較すると成人男性の食塩摂取量としては少なく、補液のナトリウム量を増量しました。

症例2 術後急性副腎不全による低ナトリウム血症・低張性電解質輸液による希釈性低ナトリウム血症

患者紹介

患者：70歳代前半、女性。

現病歴：関節リウマチ、シェーグレン症候群に対して副腎皮質ステロイドを内服していた。転倒による右大腿骨頸部骨折のため入院し、手術を施行した。術後に出血性直腸潰瘍を発症し、内視鏡下で止血術を行い、6日間の禁食となった。食事再開後も摂取量が半量程度であったため、1日1,000mLの3号液補液を行った。その後、尿路感染症の発症に対する抗菌薬投与や、人工骨頭の脱臼に対する整復を行った。術前の血清ナトリウム値は140mEq/Lであったが、人工関節整復後には125mEq/Lまで低下した。

身体所見・血液検査所見・画像所見

身体所見：体温36.9℃、血圧122/66mmHg、脈拍66bpm、SpO₂ 100%（室内気）、尿量700mL/日。

血液検査所見（入院40日目）：BUN 10.7mg/dL、Cre 1.46mg/dL、Na 125mEq/L、K 4.3mEq/L、Cl 93mEq/L、ACTH 111pg/mL（基準値7.2〜63.3pg/mL）、コルチゾール 2.3μg/dL（基準値3.7〜19.4μg/dL）。

画像所見：胸部X線画像で心胸比は正常。

診断・治療

診断：急性副腎不全、希釈性低ナトリウム血症。

治療：手術および術後の消化管出血や尿路感染症の併発、脱臼などの複数のストレスにより、相対的副腎不全となったことが低ナトリウム血症の原因と考えました。副腎皮質ステロイドを増量し、補液をナトリウム濃度の高いものへ変更したうえで投与量も減らしました。

要点

　副腎から分泌されるステロイドホルモンは、血中の水分量とナトリウム量を調整しています。体にストレスがかかるとステロイドホルモンの必要量が増加しますが、十分な量が分泌されないと副腎不全の状態となってしまいます。ステロイドホルモンの不足により、体内の水分量や腎臓からのナトリウム排泄量が増えたりすることで、低ナトリウム血症が生じます。

　本症例はもともと副腎皮質ステロイドを長期内服していたため、ステロイドを分泌する機能が薬剤に依存して低下しており、内服していない人よりステロイドが不足しやすい状態でした。また今回、半量程度の食事摂取に加えて1日1,000mLの3号液補液を継続していました。副腎不全による低ナトリウム血症に加え、体内の水分量が増

加したことで血中のナトリウムがうすまり、低ナトリウム血症が加速したと考えられます。経静脈栄養を行う場合は、血液をうすめてしまう可能性があるため、全体の水分量も考慮する必要があります。

症例3　術後急性腎障害による高カリウム血症

患者紹介

患者：71歳、男性。

現病歴：大腿骨頸部骨折に対し手術を施行した。術前の腎機能は血清クレアチニン値 0.87mg/dL、血清カリウム値 4.4mEq/L であった。術後10日の時点で血清クレアチニン値 0.86mg/dL、血清カリウム値 5.4mEq/L となり、術後3週間で血清クレアチニン値 1.11mg/dL、血清カリウム値 6.5mEq/L まで上昇した。

内服薬：テルミサルタン（アンジオテンシンⅡ受容体拮抗薬［ARB］）、ロキソプロフェンナトリウム水和物（NSAIDs）、酸化マグネシウム、メトホルミン塩酸塩。

身体所見・血液検査所見・画像所見

身体所見：意識清明。体温 36.2℃、血圧 120/61mmHg、脈拍 59bpm、SpO2 96%（室内気）、食事摂取10割（エネルギー食塩制限食）。

血液検査所見（術後19日目）：BUN 35.7mg/dL、Cre 1.11mg/dL、Na 135mEq/L、K 6.5mEq/L、Cl 103mEq/L、尿中 K 52.6mEq/L。

画像所見：腹部超音波検査で下大静脈の虚脱を認める（脱水の所見）。排尿後だが膀胱内に尿貯留あり。

診断・治療

診断：腎前性急性腎障害に伴う高カリウム血症、薬剤性高カリウム血症。

治療：腎障害の原因は、飲水不足による腎前性急性腎障害、NSAIDs や ARB による薬剤性腎障害、さらに排尿障害を疑う尿貯留もあり腎後性腎障害の可能性も考えられました。カリウム排泄をうながすポリスチレンスルホン酸カルシウムの内服と補液を開始し、飲水量も増やしました。また、高カリウム血症を来す薬剤（テルミサルタン）の内服を中止しました。その後、高かったカリウム値はすみやかに改善し、腎機能ももとの状態まで改善しました。

要点

高カリウム血症は命にかかわる不整脈の原因となるため、腎障害による電解質異常のなかでとくに注意が必要です。急性腎障害の原因は、おもに①腎臓に流入する血液量の低下（腎前性）、②腎臓そのものの障害（腎性）、③尿路の障害による尿うっ滞（腎後性）に分けられます。

術後に起こる腎障害には、まず脱水や血圧低下などによる腎前性腎障害がありま

す。周術期のインの不足とアウトの増加によって脱水状態となり、腎血流が低下することが原因です。腹部の手術の周術期では、機械的に尿路がふさがれて腎後性腎障害が起こることがあります。また、筋肉に負担がかかって起こる横紋筋融解症や、血管内操作後に起こるコレステロール塞栓症では腎性腎障害を生じる可能性があります。術後の腎機能障害では、これらが生じていないか確認します。

　また、副作用として高カリウム血症を起こしやすい薬剤（ARBなど）を使用している場合は中止を検討します。

症例4　術後の軟便および食思不振による低カリウム血症・利尿薬による低カリウム血症

患者紹介
患者：74歳、男性。

現病歴：食道胃接合部がんに対して胃切除術と下部食道切除術を施行したところ、術後に軟便が持続した。また、術後1ヵ月半で食思不振を訴え、1日1,000mLの1号液補液を開始した。血清カリウムは3mEq/L台と低めで推移し、食思不振出現後にさらに増悪し、術後2ヵ月の時点で血清カリウム2.4mEq/Lまで低下した。

内服薬：フロセミド（ループ利尿薬）、エソメプラゾール、モサプリド、酪酸菌、六君子湯、ゾルピデム。

身体所見・血液検査所見
身体所見：体温35.9℃、血圧103/68mmHg、脈拍87bpm、食事摂取量1〜5割（嚥下ペースト食）、両下腿に圧痕性浮腫なし。

血液検査所見（術後2ヵ月）：BUN 32.6mg/dL、Cre 0.36mg/dL、Na 147mEq/L、K 2.4mEq/L、Cl 98mEq/L、Mg 2.2mg/dL、静脈血液ガス pH 7.50、pCO_2 45.1mmHg、HCO_3^- 34.7mmol/L、尿中K 53.1mEq/L、Cl <20mEq/L。

診断・治療
診断：便中カリウム喪失、カリウム摂取不足、薬剤によるカリウム喪失。

治療：術後の軟便による便中へのカリウム喪失と、食事摂取不良によるカリウムの摂取不足を疑いました。補液内のカリウム量を増やし、入院中に開始したループ利尿薬を中止した結果、低かったカリウム値は改善しました。

要点
　腸液にはカリウムが含まれているため、軟便や下痢が続くと通常よりも多い量のカリウムが体外に排泄されてしまい、低カリウム血症が生じます。本症例は術後に軟便が持続しており、便中にカリウムを失っていました。消化器系の手術では術後に吸収障害による軟便や下痢が起こりやすく、排便状況にも注意します。

表2 手術の部位別で起こりやすい電解質異常の例

部位	状況	電解質異常	原因
消化管	早期ダンピング症候群 短腸症候群 薬剤性 人工肛門造設 経管栄養再開　など	低カリウム血症	下痢
脳	頭部外傷 脳梗塞・脳出血	低ナトリウム血症	SIADH
	頭部外傷 脳出血		中枢性塩類喪失症候群 （CSWS）
	頭部外傷 下垂体術後	高ナトリウム血症	中枢性尿崩症（CDI）
腹腔内（消化器、婦人科、泌尿器など）	尿閉 尿路損傷	高カリウム血症	腎後性腎障害
動脈（血管内カテーテル操作、血管手術）	コレステロール塞栓症	高カリウム血症	腎性腎障害

　また、カリウムの経口摂取量が低下していたことや、カリウムを尿中に排泄する作用のある利尿薬（ループ利尿薬）の使用が続いたことも、低カリウム血症増悪の一因となった可能性があります。

おわりに

　周術期の電解質異常はさまざまな原因で起こります（表2）が、その多くは初期には自覚症状を伴わず経過観察されていることが現状です。しかし対応が遅れて電解質異常が進行すると、意識障害やけいれんなどの重篤な合併症をひき起こす可能性があ

コラム 管理栄養士に期待すること

周術期に気をつけたいこと

　周術期は栄養投与経路の変更が多く、食事摂取量が不安定になりやすいため、食形態の変更が必要な場合もあります。患者の嗜好により摂取がふるわないなど、患者本人に直接確認しなければわからない場合も多くあります。患者個人の嗜好や希望、問題点を把握して他職種と情報共有することで、より栄養状態のよい周術期管理が実現し、低栄養による合併症リスクの軽減や早期離床につながると考えます。

ります。

　患者の栄養摂取状況や全身状態を把握したうえで、補液や食事の量や内容を見直しながら管理を継続することが早期の対応につながります。さらにイン・アウトに大きな問題がないにもかかわらず電解質異常を認める場合には、使用している薬剤の副作用やホルモン異常にも注意します。

引用・参考文献

1) 厚生労働省. 「日本人の食事摂取基準（2020年版）」策定検討会報告書.（https://www.mhlw.go.jp/stf/newpage_08517.html, 2024年5月閲覧）.
2) 藤田芳郎ほか. 研修医のための輸液・水電解質・酸塩基平衡. 東京, 中外医学社, 2015, 356p.
3) 柴垣有吾. より理解を深める！体液電解質異常と輸液. 改訂3版. 東京, 中外医学社, 2007, 262p.

血液透析患者の電解質異常

自見加奈子 東京医科大学腎臓内科学分野

渡邊カンナ 医療法人社団東仁会吉祥寺あさひ病院腎臓内科／
東京医科大学腎臓内科学分野兼任助教

菅野義彦 東京医科大学腎臓内科学分野主任教授／東京医科大学病院副院長

症例1 食塩摂取量の減少と過剰な水分摂取による低ナトリウム血症

解説

「慢性透析患者の食事療法基準」において、血液透析患者の食塩摂取量は6g/日未満、水分はできるだけ少なくとされています[1]。食塩を過剰に摂取している症例では、くり返し食塩制限を中心とした栄養食事指導を行い、口渇感を低減することで水分コントロールを行います。もともと食事摂取量が少ない高齢者ではうす味が食思不振につながり、低栄養や低ナトリウム血症を来す場合があるため注意が必要です。重篤な低ナトリウム血症は意識障害などの神経症状をひき起こすため、すみやかに食事を見直すことが必要です。透析療法では血清ナトリウム値の異常は拡散によって急速に濃度補正され、中枢神経障害をひき起こすリスクがあります[2]。過去には、重篤な低ナトリウム血症を認めていた患者に透析療法を行ったため、急激なナトリウム補正が原因と思われる不随意運動をひき起こした症例も報告されています[3]。今回は、食塩摂取量の減少と過剰な水分摂取から低ナトリウム血症を認めた症例を紹介します。

患者紹介

患者：80歳代、男性。

既往歴：認知症、2型糖尿病、慢性心不全、高血圧症、閉塞性動脈硬化症。

現病歴：1年前に糖尿病性腎症のため血液透析を導入し、週3回の外来血液透析を続けていた。認知症があり自己抜針のリスクが高いことから3時間透析を行っていた。ドライウエイト（dry weight；DW）は48.4kg、透析間体重の増加は＋2.0～2.5kg前後であった。透析後半の血圧低下や気分不快があり、除水が困難で心胸比は58％と心拡大を認めていた。血液検査では血清ナトリウム値は135mEq/L前後と、やや低めで推移していた。意識レベルに変化を認めなかったが定期血液検査で血清ナトリウム値130mEq/Lと低下を認めたため、栄養食事指導を行った。

内服薬：表1のとおり。

身体所見・検査所見

身体所見：身長164.0cm、体重48.4kg、血圧152/76mmHg、心拍64回/分、体温36.2℃、SpO_2 97％（室内気）。胸部聴診で喘鳴なし。下腿浮腫＋/＋。

Nutrition Care 2024 秋季増刊

表1　症例1の内服薬

①カルベジロール 2.5mg・1回1錠・1日1回・朝食後
②ベニジピン塩酸塩 2mg・1回1錠・1日1回・夕食後
③ミドドリン塩酸塩 2mg・1回1錠・1日1回・透析開始1時間目
④クエン酸第二鉄水和物 250mg・1回1錠・1日2回・昼夕食直後
⑤メマンチン塩酸塩 5mg・1回1錠・1日1回・就寝前
⑥リナグリプチン 5mg・1回1錠・1日1回・朝食後

表2　症例1の検査所見

末梢血液検査		生化学検査		生化学検査	
WBC（/μL）	5,600	Alb（g/dL）	3.2	HbA1c（%）	6.7
RBC（万/μL）	336	Tcho（mg/dL）	207	Na（mEq/L）	130
Hb（g/dL）	11.5	UA（mg/dL）	3.3	K（mEq/L）	4.7
Ht（%）	34.2	BUN（mg/dL）	57.5	Cl（mEq/L）	96
PLT（×10^4/μL）	20.5	Cre（mg/dL）	4.21	P（mg/dL）	4.6
		Glu（mg/dL）	164	Ca（mg/dL）	8.5

検査所見：表2のとおり。

診断・治療・経過

診断：低ナトリウム血症、溢水。

治療と経過：家族への聞きとりで、食欲低下のため主食が米飯から粥に変更となり、おかずの摂取量が徐々に少なくなっていたことが確認されました。もともと食塩制限 6.0g/日の栄養食事指導に従って家族が食事管理を行っていましたが、今回、食欲が低下したため食塩摂取量が少なくなり、粥による水分摂取量がナトリウム摂取量に対して相対的に多くなったことで低ナトリウム血症を発症したと考えられました。緩徐に起こった軽度の低ナトリウム血症であったので、水分制限と食事からの食塩摂取を促す方針としました。尿量の測定は家族への負担が大きく外来で行うことは現実的ではないため、正確なin/outバランスは割り出さず、現状より水分を少なくする方法をとりました。介入時の飲水量は 500〜700mL/日程度であったため、水分過多のおもな原因は粥と考えられました。主食の粥を米飯へ変更し、なるべくおかずを食べるように指導しました。溢水や低ナトリウム血症が改善するまでの間は、飲水量 500〜700mL/日を目安になるべく少なくするよう指導しました。1週間後の血液検査では、血清ナトリウム値138mEq/Lと改善を認めました。飲水制限

を行ったことで透析間体重の増加は＋ 1.5kg 程度へ減少し、除水量が少なくなり透析中の血圧低下も起こりにくくなりました。DW は 46.5（− 1.9）kg へ下方修正が可能となり、心胸比は 55％まで改善しました。

症例 2　透析導入期から食欲が改善したことにより起こった高リン血症

解説

透析患者はリンの排泄が低下し、高リン血症を来しやすくなっています。高リン血症は心血管系の石灰化をひき起こし動脈硬化や心不全の原因となり、死亡率を増加させることが知られています[4]。透析患者の血清リンの目標値は 3.5 〜 6.0mg/dL とされており[5]、栄養食事指導、十分な透析量の確保、薬剤の調整で管理を行います。食事中のリン摂取の基準としては、「たんぱく質（g）× 15mg/ 日以下」、たんぱく質摂取は「0.9 〜 1.2g/kg/ 日」が推奨されています[1]。食品に含まれるリンは、生鮮食品中の有機リンと、食品添加物中の無機リンに大別されます。有機リンの腸管吸収率は 40 〜 60％なのに対して、無機リンでは 90％と、摂取した場合の吸収率に違いを認めます[6]。リンの食事制限では、リンが多く含まれる乳製品や小魚、保存料などのリン含有添加物が多く含まれる加工食品、インスタント食品、菓子、コンビニ弁当の摂取を控えることが強調されています[5]。

透析患者のサルコペニアやフレイルの有病率は高く、低栄養対策への関心が高まっています。上記の目標値や摂取基準を踏まえつつ、低栄養を来した際には透析療法や薬剤を工夫することで、栄養状態を改善する方法はないかという視点をもつことが重要です。

本稿では、透析導入期から徐々に食欲が改善して、高リン血症を認めた症例を紹介します。栄養食事指導と透析効率を上げたことで高リン血症は改善しましたが、数年後に肺炎で入院したことを契機に食思不振および筋力低下を来した際の経過もあわせて紹介します。

患者紹介

患者：60 歳代、男性。

既往歴：高血圧症、脂質異常症。

現病歴：2 ヵ月前に腎硬化症による末期腎不全のため入院下で血液透析を導入し、退院後は週 3 回で 4 時間 / 回の外来維持透析を行っていた。導入期には尿毒症による食欲低下を認めており、入院中や退院直後の血清リン値は適正範囲内であった。尿毒症の改善に伴い食欲も増進して、高リン血症を認めるようになったため栄養食事指導を行った。

表3　症例2の内服薬

①フロセミド 40mg・1回1錠・1日1回・朝食後
②沈降炭酸カルシウム 500mg・1回2錠・1日3回・毎食直後
③ニフェジピン 20mg・1回1錠・1日1回・夕食後
④テルミサルタン 40mg・1回1錠・1日1回・夕食後

表4　症例2の検査所見

末梢血液検査		生化学検査		生化学検査	
WBC（/μL）	6,100	Alb（g/dL）	4.1	K（mEq/L）	5.4
RBC（万/μL）	405	Tcho（mg/dL）	170	Cl（mEq/L）	104
Hb（g/dL）	11.3	UA（mg/dL）	5.5	P（mg/dL）	6.9
Ht（%）	36.0	BUN（mg/dL）	83.0	Ca（mg/dL）	8.9
PLT（×10⁴/μL）	20.1	Cre（mg/dL）	9.79	iPTH（pg/mL）	210
		Na（mEq/L）	141		

内服薬：表3のとおり。

身体所見・検査所見

身体所見：身長174.0cm、体重78.0kg、血圧147/96mmHg、心拍64回/分、体温36.1℃、下腿浮腫なし。胸部X線検査で特記すべき所見なし。

検査所見：表4のとおり。

診断・治療・経過

診断：高リン血症。

治療と経過（肺炎入院前～退院後）：退院後しばらくして食欲が回復し、肉や乳製品、練り製品や加工肉などをよく食べていることを聴取しました。薬の飲み忘れはありませんでした。まずはリン添加物を多く含む加工食品の摂取量を減らし、乳製品もとりすぎないよう指導しました。たんぱく質の摂取量は、標準体重に対して1.2g/kg/日を目安として指導しました。透析効率を上げるため、ダイアライザの膜面積を1.8m²から2.1m²に大きくして、血流量は180mL/分から210mL/分に変更しました。介入後、血清リン値は5.6～6.0mg/dLに改善しました。

治療と経過（食思不振時期）：その後、数年間は安定して透析療法を行っていましたが、肺炎を契機に1ヵ月ほど入院加療が行われ、退院後は筋力低下および食欲不振が持続していました。歩行時に疲れやすくなり、外出の頻度が減少していました。透析間体重の増加も＋1.1～1.6kgと減少しており、るい痩の進行のためDWは

	栄養食事指導① エネルギーを増やす 1.2g/kg/日を目安にたんぱく質摂取量を増やす			栄養食事指導② 加工食品を減らす リン吸着薬の内服を追加	
	肺炎入院前	退院後	食思不振時期	1ヵ月後	3ヵ月後
BUN（mg/dL）	63.0	48.0	44.3	63.8	67.6
Cre（mg/dL）	12.65	12.81	11.32	13.71	13.82
K（mEq/L）	5.1	4.9	5.1	5.4	5.6
Ca（mg/dL）	8.6	8.7	9.1	8.8	9.2
Alb（g/dL）	4.3	3.7	3.9	4.1	4.1
P（mg/dL）	5.6	3.9	4.3	6.8	5.6
iPTH（pg/mL）	200	78	62	65	110
DW（kg）	81.0	79.0	73.0	74.0	75.0

図　症例2の肺炎入院前後の血液検査・体重の変化

表5　症例2の食思不振が改善傾向となった際の内服薬（変更前）

①沈降炭酸カルシウム 500mg・1回2錠・1日3回・毎食直後
②セベラマー塩酸塩 250mg・1回4錠・1日3回・毎食直前
③アルファカルシドール 0.25μg・1回1カプセル・1日1回・夕食後
④エボカルセト 1mg・1回1錠・1日1回・夕食後
⑤ニフェジピン 20mg・1回1錠・1日1回・夕食後
⑥テルミサルタン 40mg・1回1錠・1日1回・夕食後

73.0kgまで下方修正が必要でした。血清リン値は3〜4mg/dL台に低下したため、摂取エネルギーを増やすように促し、たんぱく質1.2g/kg/日を目安に摂取をすすめました（図、栄養食事指導①）。

治療と経過（食思不振から1〜3ヵ月後）：1ヵ月後、食思不振は徐々に改善しましたが、同時に血清リン値の上昇（6.8mg/dL）を認めました。その際の栄養食事指導では加工食品の摂取量を減らすよう指導し、リン吸着薬（クエン酸第二鉄水和物 250mg・1回2錠・1日3回・毎食直後）の内服を追加しました（図、栄養食事指導②）。3ヵ月後には血清リン値は適正範囲内となり、外出頻度が徐々に増えて疲労感は改善傾向となりました。食思不振が改善傾向となった際の内服薬（変更前）は、表5のとおりです。

引用・参考文献

1) 日本透析医学会. 慢性透析患者の食事療法基準. 日本透析医学会雑誌. 47（5）, 2014, 287-91.
2) 柴垣有吾. ナトリウム濃度異常にはどう対応すればよいでしょうか？ 腎と透析. 66（4）, 2009, 527-9.
3) 捧博輝ほか. 低ナトリウム血症を伴った慢性腎不全患者の透析導入時に一過性のアテトーゼ様不随意運動を起こした1例. 日本透析療法学会雑誌. 24（11）, 1991, 1519-23.
4) Fujii, H. et al. Mineral metabolism and cardiovascular disease in CKD. Clin. Exp. Nephrol. 21（Suppl 1）, 2017, 53-63.
5) 日本透析医学会. 慢性腎臓病に伴う骨・ミネラル代謝異常の診療ガイドライン. 日本透析医学会雑誌. 45（4）, 2012, 301-56.
6) Kalantar-Zadeh, K. et al. Understanding sources of dietary phosphorus in the treatment of patients with chronic kidney disease. Clin. J. Am. Soc. Nephrol. 5（3）, 2010, 519-30.
7) 鶴田裕子ほか. 高齢透析患者の食事調査と低栄養改善への取り組み. 大阪透析研究会会誌. 38（1）, 2020, 27-32.

コラム 管理栄養士に期待すること

透析患者の低栄養改善への取り組み

　近年はPEW（protein-energy wasting）やサルコペニアといった低栄養についての概念が広がり、透析患者の低栄養状態を改善するための食事療法の報告を目にする機会が増えました。低栄養リスクがある高齢透析患者の栄養食事指導時に、多様な食品群を摂取できるよう、食品バランスチェックシートを活用した鶴田裕子らの報告[7]など、さまざまな工夫が試みられています。

5

薬剤性の電解質異常

圓谷泰章 東京医科大学腎臓内科学分野
つむらやひろあき

宮岡良卓 東京医科大学腎臓内科学分野講師
みやおかよしたか

はじめに

高カルシウム血症の診断

　ヒトの血液中のカルシウム濃度は、8.5 〜 10.4mg/dL の範囲内に厳密に調整されています。10.4mg/dL より高い数値であれば、高カルシウム血症と診断されます。

　高カルシウム血症の症状は非特異的なことが多いですが、一般に嘔気や食欲不振、便秘などの消化器症状を認めます。進行すると、口渇、多飲、多尿などによる脱水症状で腎機能障害を認めたり、情緒不安定、意識障害などの中枢神経症状を認めたりして、死に至ることもある危険な病態です。高カルシウム血症は採血すればすぐに診断できますが、原因はさまざまであり、高カルシウム血症の補正をしながら原疾患を突き止めて治療していく必要があります。

高カルシウム血症の原因

　高カルシウム血症の原因は表[1]のとおりで、病態から考えるとおもに 4 つに分けられます。

　1 つ目は PTH 作用の過剰によるものです。PTH は副甲状腺ホルモン（parathyroid hormone）の略称で、骨と腎臓に作用して血中カルシウム濃度を上昇させる作用をもっています。

　2 つ目はビタミン D 作用の過剰によるものです。ビタミン D は腸管からのカルシウムの吸収を促進し、血中カルシウム濃度を上昇させる作用をもっています。

　3 つ目は骨吸収の亢進です。体内のカルシウムのほとんどは骨に蓄えられており、骨の形成と吸収のバランスが保たれて骨の新陳代謝が行われていますが、バランスがくずれて骨吸収が亢進すると高カルシウム血症になります。

　4 つ目は腎尿細管カルシウム再吸収の亢進です。腎臓で尿がつくられる過程でカルシウムの再吸収が行われますが、そのカルシウム再吸収の亢進によって高カルシウム血症になります。

高カルシウム血症の症状と治療

　高カルシウム血症になると、腎臓での尿濃縮機能（水の再吸収機能）が低下するため、多くの症例で脱水傾向になります。脱水になると、腎臓への血流が低下することで腎機能障害をひき起こします。生理食塩液を投与して脱水を補正することは、腎機能障害と高カルシウム血症の治療につながります。

表　高カルシウム血症の病態と原因疾患（文献 1 を参考に作成）

1．PTH 作用の過剰
 1）原発性副甲状腺機能亢進症
 2）異所性 PTH 産生腫瘍
 3）PTHrP 産生腫瘍
 4）薬剤性：テリパラチド、リチウム

2．ビタミン D 作用の過剰
 1）悪性リンパ腫
 2）肉芽腫（サルコイドーシス、結核など）
 3）薬剤性：天然型ビタミン D 中毒、活性型ビタミン D_3 製剤

3．骨吸収の亢進
 1）悪性腫瘍の骨転移
 2）多発性骨髄腫
 3）甲状腺機能亢進症
 4）副腎皮質機能低下症
 5）不動

4．腎尿細管カルシウム再吸収の亢進
 1）家族性低カルシウム尿性高カルシウム血症（FHH）
 2）サイアザイド系利尿薬

5．そのほか
 1）ミルク・アルカリ症候群
 2）薬剤性：テオフィリン、ビタミン A 中毒など

　なお、血清カルシウムのうち、各種の生理機能にかかわるのは遊離イオン化カルシウムであり、全体の約 50％を占めます。そのほかの大部分はアルブミンと結合して存在するため、低アルブミン血症がある場合は、下記のように血清カルシウム値を補正する必要があります[2]。

●補正 Ca 濃度（mg/dL）＝ 血清 Ca 濃度（mg/dL）＋［4 － 血清 Alb 濃度（g/dL）］
　それでは、高カルシウム血症の症例を 3 つ紹介します。

症例 1　薬剤性の高カルシウム血症

患者紹介

患者：80 歳代後半、女性。

現病歴：20 年前に両下肢のしびれや痛みを認め、近医で腰部脊柱管狭窄症の診断を受けて手術を受けた。しびれや痛みは残存しており、近医で鎮痛薬を処方されていた。20XX 年 11 月 XX 日より、以前から認めていた両下肢のしびれや痛みが増悪し、翌日に体動困難となっているところを家族が発見し、救急要請した。

既往歴：慢性心不全、骨粗鬆症、腰部脊柱管狭窄症。

内服歴：サクビトリルバルサルタンナトリウム水和物 100mg・1 回 2 錠・1 日 1 回・朝食後、エルデカルシトールカプセル 0.75μg・1 回 1 カプセル・1 日 1 回・朝食後、フロセミド錠 20mg・1 回 1 錠・1 日 1 回・朝食後、ロキソプロフェンナトリウム水和物 60mg・1 回 1 錠・1 日 3 回・毎食後。

生活歴：独居。要介護 1。

身体所見・検査所見・画像所見

身体所見：意識清明、体温 36.3℃、血圧 122/72mmHg、脈拍 50 回 / 分、SpO$_2$ 95%（室内気）、両下肢の明らかな運動障害なし、下腿浮腫なし。

血液・尿検査所見：WBC 4,100/μL、RBC 277 万 /μL、Hb 11.3g/dL、TP 5.9g/dL、Alb 3.2g/dL、BUN 35.0mg/dL（高値）、Cre 1.78mg/dL（高値）、eGFR 21.1mL/分 /1.73m^2（低値）、T-Bil 0.5mg/dL、AST 29IU/L、ALT 19IU/L、ALP 37IU/L、LDH 279IU/L、Na 137mEq/L、K 3.9mEq/L、Cl 103mEq/L、Ca 12.7mg/dL（高値）、UA 7.0mg/dL、CRP ≦ 0.14mg/dL、i-PTH 7.0pg/mL（低値）、PTHrP ＜ 1.0pmol/mL、1,25（OH）$_2$VD 25.7pg/mL、TSH 2.47μIU/mL、FT4 1.12ng/dL、尿比重 1.007、尿蛋白（－）、尿潜血（－）。

画像所見：コンピュータ断層撮影（computed tomography；CT）検査で、腰椎 L4 と L5 に前方すべりを認める。腎形態に異常なし。

診断・治療

診断：高カルシウム血症、急性腎障害。

治療と経過：採血結果では高カルシウム血症と急性腎障害を認めました。高カルシウム血症の原因になりうる薬剤として、骨粗鬆症の治療薬の一つである活性型ビタミン D$_3$ 製剤のエルデカルシトールカプセルを内服しており、原因薬剤の可能性を考えました。また、体動困難で数日飲水・食事摂取不良であった経過や、下腿浮腫がないことから脱水を疑い、治療を行いました。エルデカルシトールカプセル、利尿薬であるフロセミド、急性腎障害の原因になりうるロキソプロフェンナトリウム水和物の 3 つの薬剤の内服を中止しました。また入院後、治療として生理食塩液の点滴を開始しました。さらに、高カルシウム血症を補正するため、骨吸収を抑制し骨から血中へのカルシウム放出を低下させる作用をもつエルシトニンの投与を 3 日間行いました。徐々に血清カルシウム濃度は低下し、5 日後には血清カルシウム濃度は基準範囲内の 8.5mg/dL となり、血清クレアチニン値は 1.29mg/dL とベースラインまで改善しました。両下肢のしびれや痛みは、腰部脊柱管狭窄症による慢性的な症状であり、今後は独居生活が困難になってくると思われました。そのため、いったん自宅退院とし、今後は施設入所の方針となりました。経過をみながら、近医でエルデカルシトールカプセルの内服再開を検討してもらうこととしました。

まとめ

　高カルシウム血症の原因は、内服していた活性型ビタミン D_3 製剤のエルデカルシトールカプセルと考えられました。被疑薬の中止と急性腎障害を悪化させる要因の是正を行うことで、病態の悪化を止めることができました。

症例 2　悪性リンパ腫による高カルシウム血症

患者紹介

患者：70 歳代後半、女性。

現病歴：20XX 年 1 月から倦怠感、脱力を自覚していた。家族が訪問した際に傾眠傾向であったため、外来受診した。

既往歴：白内障、原発性胆汁性胆管炎。

内服歴：ウルソデオキシコール酸 100mg・1 回 2 錠・1 日 3 回・毎食後、エバスチン 10mg・1 回 1 錠・1 日 1 回・就寝前。

生活歴：独居。

身体所見・検査所見

身体所見：JCS 20、体温 36.1℃、血圧 135/79mmHg、脈拍 95 回 / 分、SpO_2 98%（室内気）、下腿浮腫なし。

血液・尿検査所見：WBC 8,900/μL、RBC 438 万 /μL、Hb 13.5g/dL、TP 8.1g/dL、Alb 3.2g/dL、BUN 38mg/dL（高値）、Cre 1.46mg/dL（高値）、eGFR 27.2mL/ 分 /1.73m^2（低値）、T-Bil 1.1mg/dL、AST 70IU/L（高値）、ALT 32IU/L（高値）、ALP 137IU/L（高値）、LDH 493IU/L（高値）、Na 137mEq/L、K 4.0mEq/L、Cl 96mEq/L、Ca 14.4mg/dL（高値）、UA 13.1mg/dL（高値）、CRP 2.19mg/dL（高値）、NH_3 60μg/dL、i-PTH 6pg/mL（低値）、PTHrP ＜ 1.0pmol/mL、1,25（OH）$_2$VD 130pg/mL（高値）、可溶性 IL-2R 5,013U/mL（高値）、TSH 5.86μIU/mL、FT_4 1.34ng/dL、尿比重 1.025、尿蛋白（－）、尿潜血（－）。

画像所見・病理所見

単純 CT 検査：肝左葉を占拠する長径 13cm ほどの巨大腫瘤を認める。腫瘤内部には複数の低吸収域を認め、壊死と考えられる。胆管は腫瘍に圧排され、拡張している。腎形態に異常なし。

単純磁気共鳴画像（magnetic resonance imaging；MRI）検査：肝左葉を占拠する長径 13cm ほどの巨大腫瘤を認める。全体として、拡散強調画像（diffusion weighted imaging；DWI）で高信号、ADC 値は著明低値であり、肝細胞がんよりも悪性リンパ腫が疑われる。

病理所見（肝生検）：免疫染色の結果もあわせて、びまん性大細胞型 B 細胞リンパ腫

の所見を認める。

診断・治療

診断：高カルシウム血症、急性腎障害、悪性リンパ腫。

治療と経過：採血結果では高カルシウム血症と急性腎障害、肝機能障害を認めました。高カルシウム血症の原因になりうる薬剤の内服はありませんでした。入院後、治療として生理食塩液の点滴を開始しました。また、高カルシウム血症を補正するため、エルシトニンの投与を3日間行い、骨吸収を抑制して骨から血中へのカルシウム放出を低下させる作用をもつデノスマブの皮下投与も行いました。徐々に血清カルシウム濃度は低下し、8日後には血清カルシウム濃度は8.7mg/dLと基準範囲内になり、血清クレアチニンも0.83mg/dLとベースラインまで改善しました。原因精査のため行った検査では、血液中の1,25 (OH) $_2$VD が130pg/mLと高値であり、さらに画像検査で肝左葉を占拠する長径13cmほどの巨大腫瘤を認めました。加えて LDH 493IU/L、可溶性 IL-2R 5,013U/mL とどちらも高値であり、肝細胞がんのほかに、悪性リンパ腫も鑑別にあがりました。肝生検の結果、最終的にはびまん性大細胞型B細胞リンパ腫の診断となり、治療のため血液内科に転科となりました。

まとめ

高カルシウム血症の原因は、悪性リンパ腫による活性型ビタミンD過剰産生と考えられました。薬剤だけが原因とは限らないので、注意しなければなりません。

症例3　PTH作用の過剰と骨吸収亢進による高カルシウム血症

患者紹介

患者：50歳代前半、女性。

現病歴：20XX − 4年ごろより左乳房のしこりを自覚していたが、病院嫌いで放置していた。20XX − 1年ごろより食思不振や腰背部痛を自覚した。20XX年4月ごろより傾眠傾向となったため、家族が救急要請した。

既往歴：なし。

内服歴：なし。

生活歴：夫と同居。

身体所見・検査所見

身体所見：JCS 20、体温36.5℃、血圧162/92 mmHg、脈拍77回/分、SpO$_2$ 97％（室内気）、左乳房上外側に4cm大の腫瘤を触知する。左腋窩リンパ節腫大を認める。下腿浮腫なし。

血液・尿検査所見：WBC 8,800/μL、RBC 422万/μL、Hb 11.8g/dL、TP 7.3g/dL、Alb 3.6g/dL、BUN 52mg/dL（高値）、Cre 2.56mg/dL（高値）、eGFR 16.7mL/分

/1.73m^2（低値）、T-Bil 1.0mg/dL、AST 35IU/L、ALT 40IU/L、ALP 353IU/L（高値）、LDH 720IU/L（高値）、Na 135mEq/L、K 4.4mEq/L、Cl 89mEq/L、Ca 17.6mg/dL（高値）、UA 14.2mg/dL（高値）、CRP 2.13mg/dL（高値）、NH$_3$ 31μg/dL、i-PTH 15.0pg/mL、PTHrP 2.5pmol/mL（高値）、1,25（OH）$_2$VD 7.2pg/mL、TRACP-5b 1,700mU/dL（高値）、TSH 2.31μIU/mL、FT$_4$ 1.35 ng/dL、尿比重 1.015、尿蛋白（1＋）、尿潜血（±）。

画像所見

胸腹部単純CT検査：左乳房上外側に41mm大の腫瘤を認め、乳がんを考える。左腋窩リンパ節の腫大を認め、転移と考える。肋骨、脊椎、腸骨に多発する溶骨性変化や硬化性変化を認め、多発骨転移の所見である。肝転移、肺転移を疑う所見はない。腎形態に異常なし。

腫瘤からの針生検：浸潤性乳管がんの所見を認める。

診断・治療

診断：高カルシウム血症、急性腎障害、乳がん。

治療と経過：採血結果からは、高カルシウム血症と急性腎障害を認めました。高カルシウム血症の原因になりうる薬剤の内服はありませんでした。入院後、生理食塩液の点滴を開始しました。また、高カルシウム血症を補正するためエルシトニンの投与を3日間行い、デノスマブの皮下投与も行いました。徐々に血清カルシウム濃度は低下し、12日後には血清カルシウム濃度は8.8mg/dLと基準範囲内になり、血清クレアチニン値は0.95mg/dLとベースラインまで改善しました。原因検索で行った採血検査からはPTHrP 2.5pmol/mLと高値を認め、画像検査でしこりを認めた部分

コラム 管理栄養士に期待すること

薬剤やサプリメントの副作用を知っておこう

　厚生労働省の「日本人の食事摂取基準（2020年版）」[3]によると、カルシウムの1日の摂取推奨量は650～800mg、耐容上限量は2,500mgとなっています。また、ビタミンDはカルシウムの吸収を助けます。ビタミンDは食事以外に、紫外線の作用によって皮膚でも産生されることが特徴です。皮膚での産生量は緯度・季節・屋外活動量・サンスクリーン使用の有無などのさまざまな要因で大きく異なります。

　患者ごとにカルシウムやビタミンD摂取量を厳密に計算することはむずかしいですが、食事のほかに薬剤やサプリメントの服用により過剰摂取となり、いつの間にか高カルシウム血症になっていることがあります。医師だけでなく、看護師、薬剤師、管理栄養士などのさまざまな職種の人が薬剤やサプリメントの副作用を知っておくことは、チーム医療を行っていくうえでとても大切です。

（左乳房上外側）に 41mm 大の腫瘤を認めました。針生検の結果、浸潤性乳管がんの診断となりました。また、採血で骨吸収マーカーである TRACP-5b 1,700mU/dL と高値を認め、画像検査で多発骨転移を認めました。乳がんの治療のため、腫瘍内科に転科となりました。

まとめ

高カルシウム血症の原因は、乳がんによる PTHrP 産生と骨転移による骨吸収の亢進と考えられました。複合的な要因が高カルシウム血症の維持・悪化に関係していることがあります。

引用・参考文献

1) 井上大輔. 高カルシウム血症と内分泌疾患. 日本内科学会雑誌. 109（4）, 2020, 740-5.
2) Payne, RB. et al. Interpretation of serum calcium in patients with abnormal serum proteins. Br. Med. J. 4（5893）, 1973, 643-6.
3) 厚生労働省. 「日本人の食事摂取基準（2020 年版）」策定検討会報告書. (https://www.mhlw.go.jp/stf/newpage_08517.html, 2024 年 5 月閲覧).

6 がん化学療法時の電解質異常

蛯名俊介 東京医科大学腎臓内科学分野
長井美穂 東京医科大学腎臓内科学分野講師

症例　がん患者におけるシスプラチン投与が原因の低ナトリウム血症

患者紹介

患者：70歳代、女性。

既往・併存歴：高尿酸血症、高血圧症、脂質異常症、子宮筋腫（70歳代）、深部静脈血栓症（時期不明）。

内服薬：アムロジピンベシル酸塩5mg、テルミサルタン40mg、エドキサバントシル酸塩水和物15mg、アロプリノール100mg、エルデカルシトール0.75μg、アトルバスタチンカルシウム水和物5mg。

嗜好歴：喫煙なし。飲酒なし。

身体所見・検査所見

身体所見：意識清明。右咽頭に腫瘤を認める。

検査所見：Cre 0.68mg/dL、Na 142mmol/L。

診断・経過・考察

●診断

中咽頭がん、腎性塩類喪失症候群（renal salt wasting syndrome；RSWS）、低ナトリウム血症、急性腎障害。

●化学療法前の経過

2ヵ月前ごろから喉の違和感を自覚し、近医耳鼻科で右中咽頭の腫瘤を指摘されました。当院耳鼻咽喉科に紹介受診となり、生検検査で中咽頭がんの診断となったため、化学療法目的で入院となりました。第1病日、咽頭違和感による軽度の嚥下困難は自覚していましたが、食思不振症状はなく、そのほかの特記症状も認めませんでした。予定どおり、シスプラチン投与は可能と考えられました。

●化学療法後の経過

第2病日にシスプラチンが投与されました。投与後より食思不振となり、第8病日に血清ナトリウム値130mmol/Lの低ナトリウム血症を示しました。生理食塩液補液が行われましたが、第10病日に血清ナトリウム値120mmol/Lまで低下しました。またこのとき、血清クレアチニン値1.76mg/dLと急性腎障害を認め、腹部エコー検査では下大静脈径が最大10mmと脱水が示唆されました。同日の尿検査では尿中ナトリウ

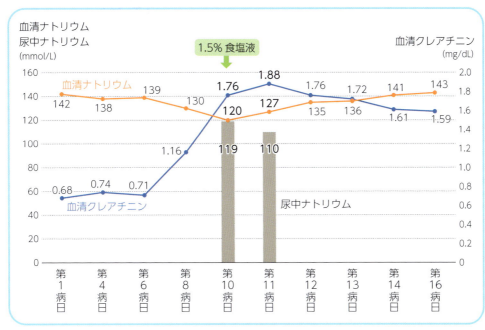

図　入院後の検査所見の経過

ム値119mmol/L、尿中カリウム値39mmol/Lと塩類の排泄過多を認めていました。1.5％食塩液の点滴投与に補正を強化したところ、第11病日に血清ナトリウム値127mmo/Lに改善したため補正を中止しました。血清ナトリウム値は第12病日に135mmol/L、第14病日に141mmol/Lまで改善しました。この際、血清マグネシウム値1.7mg/dL、血清カリウム値3.1mEq/L、血清リン値2.3mg/dLと補正の内服や点滴は必要としませんでしたが、低マグネシウム血症、低カリウム血症および低リン血症の合併も認めていました。腎機能障害が残存したため、以降のシスプラチン投与は協議することとして、第16病日に退院となりました。入院後の検査所見の経過を図に示します。

考察

　本症例ではシスプラチン投与後に著明な低ナトリウム血症を主体とした電解質異常と急性腎障害が併発した一例ですが、これらはシスプラチンによる副作用が原因として説明できます。シスプラチンは投与24時間以内に強い悪心・嘔吐症状を認めることが多く、本症例においてもそれは同様でした。そのために飲水がすすまず、脱水から由来する急性腎障害（腎前性腎障害）を呈したことがわかります。シスプラチンは腎毒性も高く、腎障害が残存したことから、腎前性腎障害だけでなく腎臓そのものの障害（腎性腎障害）も起こしていたことが予想されます。

腎毒性の部分についてよりくわしく述べると、シスプラチンは尿細管分泌により腎臓から排泄されるため、この排泄過程でさまざまな尿細管障害を呈することが知られています。正常な腎臓は尿細管でナトリウムの適切な再吸収と排泄を両立していますが、本症では血清ナトリウム値が120mmol/Lと低値であるにもかかわらず、それと同等濃度以上の濃い尿が排泄されてしまっていたことから、尿細管のナトリウム再吸収機能が障害されていたことがわかります。これを腎性塩類喪失症候群（RSWS）とよびます。また、悪心・嘔吐などの症状は、尿中水分の再吸収作用のある抗利尿ホルモン（antidiuretic hormone；ADH）への強い分泌刺激となるため、より濃い尿が排泄される条件がそろっていたことがわかります。低ナトリウム血症に対する治療法も特筆すべきことが多いですが、それは他項を参照してください。

シスプラチン腎症の予防・治療法

シスプラチンにより生じるさまざまな腎障害を総じてシスプラチン腎症といいます。

表[1, 2]から、シスプラチンによる尿細管の機能異常が多いことが確認できます。塩類喪失症候群の頻度は10％程度との報告もあります[3]が、正確な頻度はわかっていません。本稿ではナトリウム異常についておもに触れていますが、尿細管障害に伴いカリウムやマグネシウムの喪失による低カリウム血症や低マグネシウム血症を認めることもあるので、注意が必要です。

現状明らかな治療法はなく、補液や休薬などの対症療法による腎保護に努めることが唯一の方法です。血液透析においても組織や蛋白に結合したシスプラチンを除去することはできないため、推奨されていません。そのため、個々人に対して適切な投与量を調節することが重要となります。リスク因子として、低アルブミン血症、喫煙、女性、高齢、ほかの抗がん薬の併用、血清カリウム値、心血管疾患の合併、進行がんなどがあげられており、それを投与前に評価することがシスプラチン腎症の予防として推奨されています[4]。

塩類喪失症候群

塩類喪失症候群は腎性のほか、中枢性塩類喪失症候群（cerebral salt-wasting syndrome；CSWS）に大別されます。

CSWSは、脳損傷・くも膜下出血などの中枢神経疾患により、ナトリウム利尿ペプチドの放出や、交感神経刺激の障害でレニンやアルドステロン分泌の低下が起因し、尿からナトリウム排泄が亢進して細胞外液量減少を来す病態です。

一方でRSWSでは近位尿細管障害が本態であり、CSWSと同様に尿からのナトリウ

表　抗がん薬による急性腎障害の分類 （文献 1、2 を参考に作成）

腎血管病変	
毛細管漏出症候群	インターロイキン 2
血栓性微小血管障害症	ベバシズマブ、ゲムシタビン塩酸塩、シスプラチン、マイトマイシン C、インターフェロン
糸球体病変	
微小変化群	インターフェロン、ペメトレキセド
巣状糸球体硬化症	インターフェロン、ペメトレキセド、ゾレドロン酸
尿細管間質病変	
急性尿細管壊死	白金製剤、ゾレドロン酸、インターフェロン、ペントスタチン、イマチニブ、パミドロン酸
尿細管炎 （ファンコニー症候群・塩類喪失症候群）	シスプラチン、イホスファミド、アザシチジン、イマチニブ、パミドロン酸
マグネシウム喪失	シスプラチン、抗 EGFR 抗体薬
腎性尿崩症	シスプラチン、イホスファミド、ペメトレキセド
抗利尿ホルモン不適切分泌症候群	シクロホスファミド、ビンクリスチン
急性間質性腎炎	ソラフェニブ、スニチニブ
尿細管閉塞性腎障害	メトトレキサート

ム排泄が亢進して細胞外液量の減少を来します。原因としては、本症例同様にシスプラチンの使用歴が代表例です。明らかな診断基準は存在せず、脱水、低ナトリウム血症、シスプラチンのキーワードから RSWS を想起します。

まとめ

　抗がん薬の投与量は、患者の年齢と性別に応じた標準的な体格であれば、推算糸球体濾過量（eGFR）を用いることが推奨されています。薬剤によっては適切な血中薬物濃度（area under the blood concentration time curve；AUC、薬物血中濃度 - 時間曲線下面積）を設定し、腎機能に基づいて投与量を決定する方法もとられます。また尿細管障害時には血清クレアチニン値の上昇に先立って、NAG（N-アセチル β - d - グルコサミダーゼ）や β_2 ミクログロブリンなどの尿中排泄が増加することが報告されており、有用なマーカーとして用いられます[4]。腎臓は体内の電解質バランスを保持するうえで中心的なはたらきをしており、抗がん薬治療を行ううえでつねに臓器障害

へ配慮する必要があります。また最近では、新規抗がん薬である免疫チェックポイント阻害薬の普及も相まって、免疫関連有害事象（immune-related adverse events；irAE）による腎障害にも注意が高まっており、投薬患者には注意が必要です。

抗がん薬治療の開始前はリスク回避や予防に努め、尿量、血清クレアチニン値、電解質などをモニタリングしたうえで、障害が生じた場合は早期に発見し、速やかに腎臓専門医へコンサルテーションすることを心に留めておいてほしいです。

引用・参考文献

1）Perazella, MA. et al. New drug toxicities in the onco-nephrology world. Kidney Int. 87（5）, 2015, 909-17.
2）Perazella, MA. Onco-nephrology : Renal toxicities of chemotherapeutic agents. Clin. J. AM. Soc. Nephrol. 7（10）, 2012, 1713-21.
3）Joly, D. et al. Octogenarians reaching end-stage renal disease : Cohort study of decision-making and clinical outcomes. J. Am. Soc. Nephrol. 14（4）, 2003, 1012-21.
4）日本腎臓学会ほか編. "成人におけるシスプラチン投与時の腎機能障害を軽減するために推奨される補液方法は何か？". がん薬物療法時の腎障害診療ガイドライン2022. 東京, ライフサイエンス出版, 2022, 109-11.

コラム 管理栄養士に期待すること

管理栄養士からの積極的介入を

がん化学療法においては消化器症状による低栄養や脱水を助長する危険性があります。腎臓は心臓から拍出される血液の20〜25％ほどが流入し、血流の豊富な臓器だということがわかります。それだけエネルギーや血流に依存する臓器であり、経口摂取不良だけでも腎障害になり得ます。また薬剤の代謝を行っている腎臓は、化学療法時にはつねに腎障害への警戒が必要です。化学療法を扱う医師でも全員が内科管理に精通しているとも限りませんので、腎障害は把握しても、ふだん扱わない電解質異常を見逃す可能性もあります。体液量や電解質の異常は管理栄養士のみなさんにも積極的に拾い上げてもらい、医師へ助言いただければ、患者へのリスクを軽減することにつながります。臨床現場において管理栄養士からの助言はいつも心強く感じるものですので、平時より連携の強化を図っていただければと思います。

MEMO

索引

数字・欧文

5%単糖類輸液	52
5%ブドウ糖液	52
A-aDO$_2$	93
ADH	24
ARDS	93
dehydration	25
ECUM	28
FGF-23	42
Henderson-Hasselbalch の式	74
HES	62
overhydration	26
pH	71
PN	54
PPN	54
refeeding syndrome	65
refilling	18
SPN	55
TPN	54
unmeasured anion	87
unmeasured cation	87
volume depletion	24

あ行

アシデミア	71, 76, 82
アシドーシス	71, 76
アニオンギャップ	76, 87
―上昇性代謝性アシドーシス	77, 89
―正常代謝性アシドーシス	78
アミノ酸加総合電解質液	55
アミノ酸製剤	57
アルカレミア	71, 76, 82
アルカローシス	71, 76
アルブミン	87
溢水	26
陰イオン	35
栄養輸液	54
塩類喪失症候群	150
嘔吐	32

か行

体の構造	10
カリウムイオン	35
カルシウム	43
換気	92
間質	11
緩衝系	72
揮発性酸	71
急性呼吸窮迫症候群	93
局所性の浮腫	29
グリセリン	61
クロールイオン	38
血液ガス分析	92

血漿増量薬	62
ケトアシドーシス	77, 89
ケトン体	65, 77
下痢	30
口渇	13
高カリウム血症	100, 131
高カルシウム血症	44, 142, 144, 145
高カロリー輸液用キット製剤	59
高カロリー輸液用基本液	56
高カロリー輸液用総合ビタミン製剤	59
高カロリー輸液用微量元素製剤	59
高クロール血症	39
膠質浸透圧	14
恒常性	10, 29
高張液	16
高ナトリウム血症	38, 105, 116, 123
抗利尿ホルモン	13, 24
高リン血症	110, 137
呼吸筋疲労	83
呼吸性アシドーシス	82
―アルカローシス	84
呼吸性代償	85
コロイド	14

さ行

サードスペース	18
細胞外液	10
細胞外液補充液	48
細胞内液	10
酸塩基平衡	71
酸素化	92
シスプラチン腎症	150
脂肪乳剤	58
重炭酸イオン	90
重炭酸緩衝系	73
晶質浸透圧	15
静脈栄養法	54
植物細胞	16
浸透	14
―圧	11, 14
―圧差	14
浸透圧利尿薬	60
水分補充液	47
生理食塩液	47
セカンドスペース	18

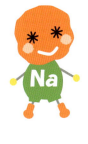
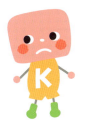

線維芽細胞増殖因子 23 ……………… 42
全身性の浮腫 …………………………… 29

た行

体液 ……………………………………… 10
　—の組成 ……………………………… 12
　—の分布 ……………………………… 10
体外限外濾過法 ………………………… 28
代謝水 …………………………… 13, 20
代謝性アシドーシス …………… 32, 76
　—アルカローシス ……… 32, 79, 125
代謝性代償 ……………………………… 82
代償性変化 ……………………………… 94
脱水 ……………………………………… 24
脱水症 …………………………………… 23
中心静脈栄養法 ………………………… 54
張度 ……………………………………… 15
低カリウム血症 ………… 102, 123, 125, 132
低カルシウム血症 ……………………… 44
低クロール血症 ………………………… 39
低張液 …………………………………… 16
低張性脱水 ……………………………… 24
低張性電解質輸液製剤 ………………… 48
低ナトリウム血症
　…… 37, 107, 118, 122, 128, 130, 135, 148
低リン血症 ……………………………… 112
デキストラン …………………………… 62

電解質 …………………………… 29, 35
　—異常 ………………………………… 29
等張液 …………………………………… 16
等張性脱水 ……………………………… 24
等張性電解質輸液製剤 ………………… 48
動物細胞 ………………………………… 16

な行

ナトリウム / カリウムポンプ ………… 35
ナトリウムイオン ……………………… 37
乳酸アシドーシス …………… 62, 77, 89
尿毒症性アシドーシス ………………… 78
燃料水 …………………………………… 20

は行

肺胞気動脈血酸素分圧 ………………… 93
バソプレシン …………………………… 13
半透膜 …………………………………… 14
ヒドロキシエチルデンプン …………… 62
非有効浸透圧物質 ……………………… 16
ファーストスペース …………………… 18
不感蒸泄 ………………………… 13, 21
不感蒸泄量 ……………………………… 22
不揮発性酸 ……………………………… 71
浮腫 ……………………………………… 29

補完的中心静脈栄養 …………………………… 55
補正血清カルシウム濃度 ……………………… 44
ホメオスタシス ………………………………… 29

ま行

マグネシウム …………………………………… 40
末梢静脈栄養法 ………………………………… 54
マンニトール …………………………………… 60
水・電解質輸液 ………………………………… 46
ミネラル …………………………………… 29, 35

や行

有効循環血漿量 ………………………………… 26
有効浸透圧物質 ………………………………… 16
陽イオン ………………………………………… 35
溶血 ……………………………………………… 17

ら行

利尿薬 …………………………………………… 30
リフィーディング症候群 ……………………… 65
　―の症状 ……………………………………… 65
　―の病態 ……………………………………… 65
リフィリング …………………………………… 18
リン ……………………………………………… 41
　―を多く含む食品 …………………………… 41

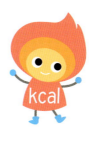
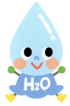

好評書

オーダーメイド 腎臓病食事療法の極意
あなたも患者の個性を尊重した栄養指導ができる！

試し読みができます！
メディカ出版 オンラインストア

横浜市立市民病院 腎臓内科 部長／昭和大学 医学部 客員教授
岩崎 滋樹 編著

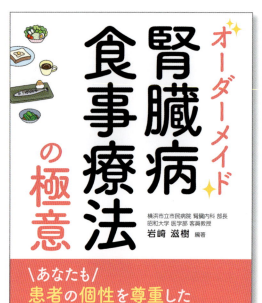

十分なエネルギーの摂取、タンパク質の調整、減塩など、腎臓病の食事療法はむずかしいといわれる。本書では、患者の病態や年齢、理解度、生活習慣に柔軟に対応した栄養指導を行うヒントを紹介する。腎臓病患者の治療継続をサポートする管理栄養士におすすめ！

定価3,080円（本体＋税10％）A5判／200頁　ISBN978-4-8404-8137-3

内容

第1章　本来ヒトにはどのような食事が適しているのか？
ヒトは数百万年の飢餓を乗り越えてきた
「生き残るための食事」から
「生きるための食事」
そして「楽しむための食事」になり
腎臓はびっくり　ほか

第2章　進化からみた腎臓の機能と症状
腎臓の機能は老廃物の排泄だけじゃない！
進化で獲得した腎臓の機能
腎臓の適応　ほか

第3章　腎臓病食事療法の原則
原則1：太らないこと、痩せすぎないこと
原則2：原則1を堅持したうえでできるだけタンパク質の摂取を控える　ほか

第4章　一人ひとりに合った腎臓病食の至適量はどのくらいか？
一般的にいわれている
至適エネルギー量はどれくらい？
どんなに精密な必要エネルギーの計算式をつくってもヒトの至適エネルギー（カロリー）は千差万別
実際の必要エネルギー量を求めるのは実は簡単　ほか

第5章　食塩摂取量と高血圧 そして慢性腎臓病との関係は？
どうして食塩摂取量を減らさなければならないのか？　ほか

第6章　太っている人、痩せている人の腎臓病食事療法
太っている人の食事療法
痩せている人の食事療法　ほか

第7章　理論から実践へ 低タンパク食を飽きずに続けるためには？ 調理方法は？

慢性腎臓病食事療法の原則は
体重を変えないこと
患者自身が食事内容の実際を把握できるように　ほか

第8章　発想の転換！ 慢性腎臓病に悪いことが何かを理解しよう
慢性腎臓病に悪いことが何であるかがわかると対策ができる
東の横綱「高タンパク食の防止、高血糖（糖尿病）の抑制」　ほか

第9章　食事療法の疑問 慢性腎臓病治療の疑問
Q1 タンパク質制限をして栄養失調にならないですか？
Q2 低タンパク質の治療用特殊食品でつくった食事を家族が食べても大丈夫ですか？ 家族が栄養不足にはならないですか？　ほか

すべての医療従事者を応援します　**MC メディカ出版**

好評書

"ちょい足し" 栄養指導
患者に話したくなる「たんぱく質」のすべて

試し読みができます！

メディカ出版 オンラインストア

ちゅうざん病院副院長／沖縄大学健康栄養学部客員教授／
金城大学客員教授　吉田 貞夫　著

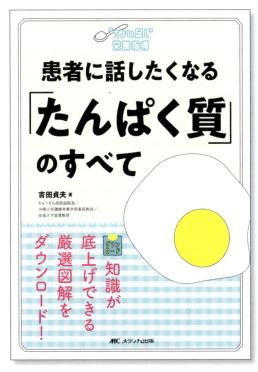

「今の栄養指導もよいけれど、さらに患者の心をつかみ、継続につながる内容にしたい」と考えている管理栄養士のスキルに"ちょい足し"できる、たんぱく質にまつわる知識をやさしく・わかりやすく解説する。患者への適切な情報提供につながる！

定価2,860円（本体＋税10％）B5判／128頁　ISBN978-4-8404-8458-9

内容

第1章　たんぱく質の基本を知ろう
1　たんぱく質は体をつくる
2　体の機能をコントロールするたんぱく質
3　たんぱく質・アミノ酸・ペプチドの違い
4　たんぱく質の消化・吸収
5　アミノ酸の代謝
6　筋肉と肝臓のコラボレーション

第2章　たんぱく質のとりかたを知ろう
1　たんぱく質が不足すると……
2　たんぱく質は、とればとるほど体によいの？
3　たんぱく質を効率よく摂取したい
4　たんぱく質はいつ摂取するとよい？
5　たんぱく質・アミノ酸は疲労を回復させる？
6　低糖質ダイエットって、はやりだけれど……。肉はどれだけ食べてもよいの？

第3章　栄養指導に生かすたんぱく質のアレコレ
1　高齢者のたんぱく質摂取について
2　慢性腎臓病（CKD）患者のたんぱく質摂取
3　肝硬変患者のたんぱく質摂取
4　褥瘡患者のたんぱく質摂取
5　重症患者のたんぱく質摂取
6　分岐鎖アミノ酸（BCAA）のはたらき
7　アルギニンのはたらき
8　免疫とアミノ酸の知られざる関係
9　経口補助食品（ONS）を活用するときの注意点
10　アミノ酸入りの輸液をどう使う？

すべての医療従事者を応援します　MC メディカ出版

★増刊への感想・提案

　このたびは本増刊をご購読いただき、まことにありがとうございました。編集室では今後も、より皆さまのお役に立てる増刊の刊行を目指してまいります。つきましては本書に関するご感想・ご提案などがございましたら、当編集室までお寄せください。また、掲載内容につきましてのご質問などがございましたらお問い合わせください。

★連絡先
〒532-8588　大阪市淀川区宮原 3-4-30 ニッセイ新大阪ビル 16F
株式会社メディカ出版「ニュートリションケア編集室」
E-mail：nutrition@medica.co.jp

The Japanese Journal of Nutrition Care　ニュートリションケア 2024 年秋季増刊（通巻 221 号）

ひと目でなっとく！ 水・電解質・酸塩基平衡
イラスト解説と症例で "ニガテ" 解消

2024 年 9 月 1 日発行	編　著	菅野　義彦
	発 行 人	長谷川　翔
	編集担当	西川雅子・富園千夏・高坂美波
	編集協力	吉井有美・加藤明子
	組　版	稲田みゆき
	発 行 所	株式会社メディカ出版
		〒532-8588　大阪市淀川区宮原 3-4-30
		ニッセイ新大阪ビル 16F
		編集　　　　　電話：06-6398-5048
		お客様センター　電話：0120-276-115
		E-mail　nutrition@medica.co.jp
		URL　https://www.medica.co.jp/
	広告窓口	総広告代理店　（株）メディカ・アド　電話：03-5776-1853
	デザイン	松橋洋子
	イラスト	中村恵子
定価（本体 3,000 円＋税）	印刷製本	株式会社シナノ パブリッシング プレス

ISBN978-4-8404-8413-8

乱丁・落丁がありましたら、お取り替えいたします。
無断転載を禁ず。
Printed and bound in Japan

本誌に掲載する著作物の複製権・翻訳権・翻案権・上映権・譲渡権・公衆送信権（送信可能化権を含む）は株式会社メディカ出版が保有します。
JCOPY　<（社）出版者著作権管理機構　委託出版物>
本書の無断複写は著作権法上での例外を除き禁じられています。複写される場合は、そのつど事前に、（社）出版者著作権管理機構（電話 03-5244-5088、FAX 03-5244-5089、e-mail：info@jcopy.or.jp）の許諾を得てください。